Bertrand Saint-Lèbes

Chirurgie des arteres digestives

Bertrand Saint-Lèbes

Chirurgie des arteres digestives

Artériopathie mésentérique, diagnostic et traitements

Presses Académiques Francophones

Impressum / Mentions légales

Bibliografische Information der Deutschen Nationalbibliothek: Die Deutsche Nationalbibliothek verzeichnet diese Publikation in der Deutschen Nationalbibliografie; detaillierte bibliografische Daten sind im Internet über http://dnb.d-nb.de abrufbar.

Information bibliographique publiée par la Deutsche Nationalbibliothek: La Deutsche Nationalbibliothek inscrit cette publication à la Deutsche Nationalbibliografie; des données bibliographiques détaillées sont disponibles sur internet à l'adresse http://dnb.d-nb.de.

Coverbild / Photo de couverture: www.ingimage.com

Verlag / Editeur:
Presses Académiques Francophones
ist ein Imprint der / est une marque déposée de
OmniScriptum GmbH & Co. KG
Heinrich-Böcking-Str. 6-8, 66121 Saarbrücken, Deutschland / Allemagne
Email: info@presses-academiques.com

Herstellung: siehe letzte Seite /
Impression: voir la dernière page
ISBN: 978-3-8381-7741-0

Zugl. / Agréé par: toulouse paul sabatier

CHIRURGIE DES ARTERES DIGESTIVES DANS L'ISCHEMIE MESENTERIQUE CHRONIQUE

1

SOMMAIRE

1 – INTRODUCTION

L'ischémie mésentérique chronique est une pathologie rare. La chirurgie des artères digestives représente moins de 5% des revascularisations artérielles.

Elle est essentiellement causée par l'athérosclérose des ostia des axes viscéraux.

Ce syndrome est souvent diagnostiqué tardivement car la vascularisation digestive présente une riche collatéralité. Au moment du diagnostic, alors que 2 ou 3 des vaisseaux sont touchés, le patient se présente dans un état cachectique avancé.

Il n'existe pas de test diagnostique spécifique, mais il faut savoir le dépister pour éviter l'évolution naturelle vers une ischémie mésentérique aiguë dont le pronostic est effroyable avec une mortalité de plus de 50%, en raison de l'infarctus mésentérique associé. 20 à 50 % des infarctus intestinaux surviennent sur un terrain d'artériopathie digestive. L'ischémie mésentérique chronique symptomatique est un signe avant-coureur d'un événement potentiellement mortel.

Les explorations préopératoires sont en constantes évolutions ces dernières années. Le couple échographie-doppler et angiographie numérisée reste le « gold standard », mais l'angio-tomodensitométrie ne cesse de progresser.

Le traitement chirurgical des artères digestives est très varié, toutes les techniques vasculaires sont applicables à ces vaisseaux, combinées avec de nombreuses voies d'abords. L'évolution actuelle de la chirurgie vasculaire tend vers une chirurgie moins invasive, le traitement de l'ischémie mésentérique chronique n'y échappe pas avec le développement des traitements endovasculaires et de la chirurgie laparoscopique.

La faisabilité de l'angioplastie transluminale est acquise depuis le début des années 80 mais son bénéfice à long terme n'est pas encore précisé. En effet, même si les articles rapportant des séries de malades traités par voie endovasculaire sont de plus en plus nombreux, il ne s'agit pour l'instant que de comparaisons rétrospectives sans randomisation.

La revascularisation laparoscopique des artères digestives pourrait associer les avantages d'un abord moins invasif et les bons résultats des pontages conventionnels, mais sa réalisation est encore théorique.

Notre expérience de la chirurgie du syndrome d'ischémie mésentérique chronique porte sur 34 malades traités dans le service de chirurgie vasculaire du CHU de Toulouse. Le but de notre travail est de réaliser une description complète de cette pathologie, d'évaluer nos résultats à long terme et d'en exposer les perspectives.

2 – HISTORIQUE

2.1 – Avant 1900

Les premières descriptions d'une occlusion vasculaire mésentérique remonte à la fin du XVIe siècle par BENIVIENE, ALLBUT et ROLLESTON. Ensuite, des cas furent décrits par HODGSON en 1815, TIEDMAN en 1843 et VIRCHOW en 1847 et 1854. Dans l'ensemble, le sujet intéresse peu la profession médicale.

Depuis la seconde moitié du dix-neuvième siècle, l'opinion générale, fondée sur le résultat d'études autopsiques, était que l'oblitération progressive des artères digestives restait asymptomatique, puisqu'elle s'accompagnait du développement d'une riche circulation collatérale[1]. Des sténoses partielles ou même des occlusions athéroscléreuses intéressant parfois les trois artères digestives principales pouvaient être parfaitement suppléées.

En 1875, LITTEN présenta une étude expérimentale sur les effets de la ligature des vaisseaux mésentériques.

Hormis quelques publications sur des observations plus ou moins détaillées de cas de gangrènes intestinales consécutives à l'occlusion des vaisseaux mésentériques, il y a eu peu de changements jusqu'en 1895, année durant laquelle ELLIOT publia le cas d'un patient ayant bénéficié d'une résection intestinale lors d'une nécrose digestive par thrombose veineuse mésentérique.

L'étude la plus ancienne sur l'ischémie mésentérique chronique date de 1894 par COUNCILMAN[2] (cité par CUNNINGHAM[3]), qui rapporta 3 cas d'occlusions chroniques de l'artère mésentérique supérieure associées à des douleurs abdominales. Il était le premier à envisager une association entre les lésions anatomiques, les douleurs abdominales et l'ischémie intestinale. Parmi ses opposants, OSLER (cité par MURRAY et STONEY[4]) suggérait que les douleurs étaient une manifestation atypique d'ischémie myocardique, chez des malades coronariens ayant, parmi de multiples localisations athéroscléreuses, des lésions artérielles digestives.

8

2.2 – Première moitié du XXe siècle

Au début du XXe siècle, de nombreux articles parurent : en 1904, JACKSON collecta 214 cas de thromboses artérielles, veineuses et mixtes ; en 1913, TROTTER publia 360 cas d'occlusions vasculaires mésentériques collectés à partir de sa pratique et de la littérature, où dans 53% des cas l'étiologie était artérielle, dans 41% veineuse et dans 6% mixte.

En 1901, SCHNITZLER découvrit au cours de l'autopsie d'un patient ressentant depuis de nombreuses années une douleur abdominale postprandiale, une nécrose intestinale et un thrombus athéromateux de l'artère mésentérique supérieure.

En 1918, BACELLI, comme OSLER auparavant, poursuivaient la controverse sur l'origine des douleurs abdominales et proposait le terme d'« angine abdominale » pour le qualifier.

En 1921, KLEIN[5], d'après une revue de la littérature expérimentale et clinique, retrouvait trois évolutions possibles de l'occlusion brutale ou chronique de l'artère mésentérique supérieure :

- un rétablissement de la circulation mésentérique par une circulation collatérale fonctionnelle et suffisante lors de la vie sédentaire et sans pathologie cardio-vasculaire décompensatrice

- une obstruction de la circulation digestive jusqu'à ce que se mette en place une circulation collatérale seulement efficace pour la survie mais non fonctionnelle

- un infarcissement intestinal jusqu'à la nécrose intestinale

Il reconnaît que l'occlusion progressive des artères digestives pouvait être soit asymptomatique, soit responsable d'une ischémie intestinale de gravité variable, soit responsable d'une dysfonction digestive malgré la persistance d'une perfusion suffisante pour maintenir la viabilité viscérale (cité par MURRAY et STONEY[4]). Ces conclusions restent toujours valides de nos jours.

La preuve d'une relation entre la présence de lésions artérielles digestives et la symptomatologie abdominale était rapportée par l'étude autopsique de DUNPHY[6] en

1936. Il retrouva l'association des symptômes du syndrome d'ischémie mésentéruque chronique : douleurs abdominales postprandiales, amaigrissement et altération du transit intestinal évoluant depuis moins de deux ans chez 7 patients parmi 12 décédés d'infarctus intestinal. Il suggérait d'envisager ces symptômes comme un signal d'alarme.

En 1944, RENDICH et HARRINGTON développaient des examens radiologiques para cliniques pour diagnostiquer le syndrome d'ischémie mésentérique chronique.

En 1945, SARNOFF et FINE, POTH et MACCLURE, démontraient le bénéfice d'une antibiothérapie pour la survie de patients souffrant de nécrose intestinale.

En 1940, MURRAY[7] utilisaient, pour la première fois, une héparinothérapie chez des patients ayant bénéficié d'une résection intestinale secondaire à une thrombose veineuse mésentérique.

2.3 – L'ère moderne

À la suite des travaux de DUNPHY, l'intérêt d'une revascularisation prophylactique pouvait se concevoir, tant pour soulager les symptômes précurseurs que pour prévenir la survenue d'une ischémie intestinale aiguë.

En 1950, se situe le tournant de la prise en charge de l'ischémie mésentérique avec KLASS[8]. Il applique ses travaux récents sur les principes de la chirurgie vasculaire dans les embolies de l'artère mésentérique : il suggère un diagnostic précoce avant que le patient ne soit trop altéré et avant que la résection de l'anse nécrosée ne soit l'unique solution. Il introduit la notion de revascularisation de cette anse nécrosée : chez un de ses patients, il réalise une embolectomie de l'artère mésentérique supérieure et évite un geste digestif. Ce patient décédera malheureusement d'un infarctus du myocarde en postopératoire, mais l'autopsie des anses intestinales était normale.

En 1953, CARUCCI démontre le caractère limité des lésions intestinales, épargnant le lit d'aval et autorisant le traitement chirurgical.

En 1957, MIKKELSEN[9], reprend le terme d'« angine abdominale » pour décrire le syndrome d'ischémie mésentérique chronique, ce terme avait déjà été proposé par BACELLI en 1918.

Par la suite, les techniques chirurgicales se développent.

En 1958, SHAW et MAYNARD[10] réussissent la première endartériectomie pour une ischémie mésentérique chronique.

MORRIS[11] décrit l'utilisation d'une prothèse en dacron revascularisant l'artère mésentérique supérieure à partir de l'aorte sous rénale.

En 1966, STONEY et WYLIE[12] décrivent la technique d'endartériectomie transaortique des artères viscérales.

Récemment, en 1980, les techniques endovasculaires s'appliquent aux artères digestives. Les premiers cas d'angioplastie endoluminale, pour traiter des sténoses de l'artère mésentérique supérieure et du tronc coeliaque, sont réalisés par FURRER[13] et GRUNTZIG en Europe, et NOVELLINE[14] aux Etats-Unis.

Le concept d'ischémie mésentérique chronique et le terme d'« angine intestinale » sont couramment admis. Cependant, bien que des lésions athéroscléreuses des artères digestives soient fréquemment rencontrées, l'ischémie mésentérique reste un syndrome rare. Les séries chirurgicales importantes, souvent restreintes à moins d'une cinquantaine de malades, ont maintenant clairement démontré le bien-fondé des revascularisations pour traiter les symptômes de ce syndrome et en limiter le risque évolutif.

3. ANATOMIE

La vascularisation artérielle digestive est composée d'un système à trois étages (le tronc coeliaque, l'artère mésentérique supérieure et inférieure) naissant de l'Aorte abdominale avec de nombreuses connexions entre les trois niveaux.

Cette disposition s'explique par l'embryogenèse, avec de nombreuses variations et de nombreuses possibilités de suppléance.

3.1 – Embryologie

Quand l'embryon humain mesure 5 mm, la circulation artérielle sous les ébauches diaphragmatiques est sagittale. D'après MAC KAY, il s'agit de l'aorte descendante dont toutes les branches, viscérales et pariétales présentent une disposition métamérique **(Figure 3.1).**

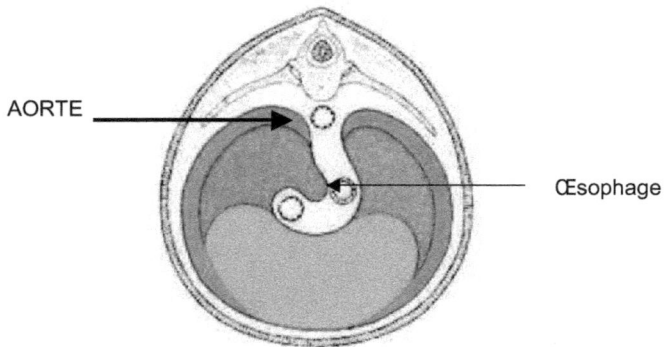

AORTE

Œsophage

Figure 3.1 – *Coupe d'embryon de 5mm*

12

3.1.1 – Arcs artériels de MAC KAY

Dans le plan transversal, chaque métamère comporte trois arcs artériels formés de trois paires de branches artérielles :

- branches postérieures : **Arc vertébro-pariétal** qui donne les artères intercostales et lombaires

- branches latérales : **Arc génito-urinaire** qui donne les artères rénales, surrénales et génitales

- branches antérieures : **Arc viscéral.**

Les paires postérieures et latérales sont disposées symétriquement au plan sagittal. L'arc viscéral (antérieur), quant à lui, est constitué d'une artère digestive unique, impaire et médiane, du fait de la disparition précoce de la branche antérieure gauche.

Il existe une exception à la théorie de MAC KAY, les artères phréniques :

- elles sont postérieures : elles irriguent les piliers du diaphragme

- latérales : elles donnent naissance aux artères surrénales supérieures

- antérieures : elles vascularisent le fundus gastrique.

3.1.2 – Modifications secondaires

Entre le stade embryonnaire 5 mm et 17 mm se produit des modifications aboutissant à la disposition adulte des artères digestives.

3.1.2.1 – Réduction du nombre des artères digestives

Initialement, les artères symétriques du même métamère se rassemblent et forment un axe sagittal, impair et médian.

Ensuite, à partir d'une artère par métamère (la plupart d'entre elles disparaissant), seules subsistent celles qui sont à l'origine des artères digestives définitives, au nombre de trois :

- le Tronc Coeliaque (TC)
- l'artère omphalo-mésentérique, future Artère Mésentérique Supérieure (AMS)
- l'artère de l'intestin terminal, future Artère Mésentérique Inférieure (AMI).

L'allongement du tube digestif entraîne la formation d'anastomoses entre les différentes artères primitives, avec la disparition de certaines et la formation d'autres.

Nous verrons par la suite que pour TANDLER les axes digestifs proviennent de plusieurs artères primitives, expliquant ainsi certaines variations anatomiques.

3.1.2.2 – Glissement crânio-caudal

Il se produit le long du tube aortique.

Les artères pariétales postérieures (arc postérieur) restent métamérisées et témoignent de cette disposition originelle.

En ventral, la distance entre l'origine du TC et de l'AMS se réduit. Ce phénomène est expliqué par :

- **l'absorption** : le calibre des artères digestives augmente aux dépens de la paroi adjacente, qu'il s'agisse de la face antérieure de l'aorte ou d'une artère digestive voisine, ceci explique des fusions ou des variations d'origine

- **le détournement** : un organe adjacent se développe et capte les branches par glissement.

3.1.3 – Anastomose longitudinale antérieure cœlio-mésentérique de TANDLER

3.1.3.1 – Chez l'homme (Figure 3.2)

L'étude d'embryons humains sur des représentations sagittales entre les stades 5 et 17 mm montre les transformations qui conduisent à la constitution du TC et de l'AMS :
- le TC provient de trois racines primitives qui donnent de haut en bas, les branches suivantes : la gastrique gauche, la splénique et l'hépatique commune
- l'artère omphalo-mésentérique provient quant à elle de quatre ou cinq racines qui se réunissent par une anastomose longitudinale descendante devant l'aorte.

Il existe donc lors du développement embryonnaire une anastomose longitudinale antérieure entre les futurs TC et AMS.

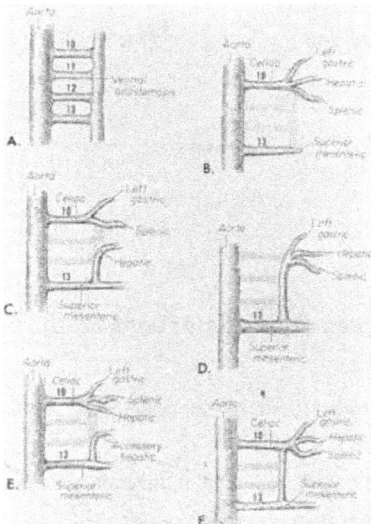

A : anastomose longitudinale antérieure
B : stade 12 mm
C : artère hépatique née de l'AMS
D : tronc commun cœlio-mésentérique

Figure 3.2 – *Développement des arcs artériels viscéraux de 5 à 17 mm*

Selon TANDLER, cette anastomose existe chez la majorité des vertébrés et disparaît précocement (au stade 12 mm). Son étude chez certains animaux a montré les variations possibles chez l'homme.

3.1.3.2 – Variations interindividuelles d'origine et de distribution des artères digestives

La théorie de TANDLER repose sur l'observation de cette anastomose longitudinale primitive qui est normalement éphémère mais dont la persistance à l'âge adulte à des degrés divers sous la forme d'une arcade cœlio-mésentérique plus ou moins complète explique les anomalies du TC, de l'AMS et leurs connexions.

Ainsi s'expliquent :
- les arcades duodéno-pancréatiques
- l'artère pancréatique dorsale et l'arcade de BUHLER
- la naissance de l'artère hépatique à partir de l'AMS
- l'artère hépatique latérale droite.

Cette théorie explique aussi les connexions entre l'AMS et l'AMI :
- l'arcade de RIOLAN
- les arcades de DRUMMOND et de VILLEMIN.

3.1.4 – Anastomoses cœlio-mésentériques et inter-mésentériques

Sur une coupe sagittale d'embryon de 5 mm, l'aorte descendante est dorsale, l'entoblaste (futur tube digestif) est sagittal médian.

Il se dilate en trois étages différents : la poche gastrique, l'anse intestinale primitive et l'intestin terminal. Entre l'estomac et l'intestin apparaît la courbure duodénale.

16

À chaque étage, le tube digestif est entouré d'un feuillet péritonéal viscéral qui le relie au péritoine pariétal en arrière et en avant par le méso où passent les vaisseaux :

- à l'étage gastrique, l'estomac est relié en arrière par un mésogastre postérieur et en avant à la paroi antérieure par un mésogastre antérieur

- à l'étage moyen, l'anse intestinale primitive est reliée seulement en arrière par le mésentère

- à l'étage caudal, l'intestin terminal est relié à la paroi postérieure par un méso terminal.

Les trois ébauches hépatiques naissent dans le mésogastre antérieur. Les ébauches de la rate et du pancréas prennent naissance dans le mésogastre postérieur. Après réduction de leur nombre et glissement crânio-caudal, les trois artères digestives primitives sont au centre des trois principaux mésos :

- **le tronc cœliaque**, à l'étage gastrique, donne l'artère gastrique gauche pour l'estomac, l'artère splénique pour la rate dans le mésogastre postérieur et l'artère hépatique vers l'ébauche hépatique dans le mésogastre antérieur

- **l'artère mésentérique supérieure** forme l'axe du mésentère vers l'anse intestinale

- **l'artère mésentérique inférieure** rejoint l'intestin terminal par le méso terminal.

Ces trois axes artériels sont anastomosés par des connexions résultant d'une persistance de l'anastomose longitudinale antérieure de TANDLER dans les méso correspondants :

- entre le tronc cœliaque et l'artère mésentérique supérieure, ces anastomoses traversent le méso duodénum : ce sont les arcades duodéno-pancréatiques céphaliques à droite et l'artère pancréatique dorsale à gauche

- entre l'artère mésentérique supérieure et l'artère mésentérique inférieure, les anastomoses passent du mésentère au méso terminal, soit à distance du tube digestif (Arcade de RIOLAN), soit le long du colon (Arcade de DRUMMOND).

Par l'embryologie sont expliquées de nombreuses particularités rencontrées par le clinicien, le chirurgien et le radiologue.

3.2 – Anatomie descriptive[15]

Nous décrirons successivement les trois troncs digestifs à savoir le tronc cœliaque **(Figure 3.3)**, l'artère mésentérique supérieure et l'artère mésentérique inférieure dans leurs dispositions modales et leurs variations utiles ; nous verrons également la constitution et les rapports des anastomoses qui relient ces trois axes pour permettre une suppléance lors d'occlusions.

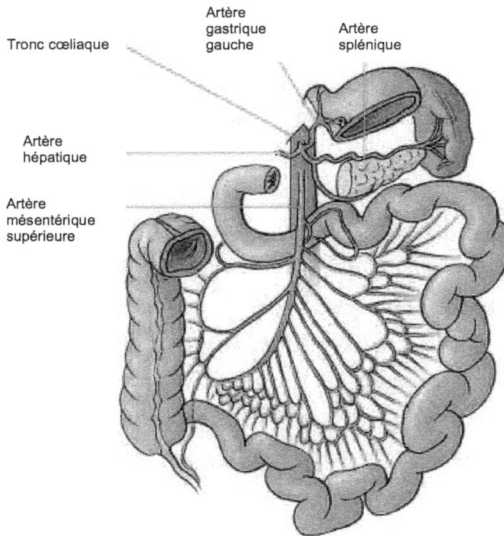

Tronc cœliaque

Artère gastrique gauche

Artère splénique

Artère hépatique

Artère mésentérique supérieure

Figure 3.3 – *TC et AMS*

3.2.1 – LE TRONC CŒLIAQUE

3.2.1.1 – Origine

En disposition modale (60% des cas), le TC naît de la face antérieure de l'aorte abdominale à hauteur de la 12e vertèbre thoracique ou de la 1e vertèbre lombaire, immédiatement après le hiatus aortique diaphragmatique.

La traversée diaphragmatique de l'aorte est constituée par les deux piliers qui se rejoignent sur la ligne médiane et forment un orifice fibreux, inextensible, contenant aussi le canal thoracique. Cet orifice peut former un ligament arqué qui peut être compressif pour le TC. En ventral, ses rapports sont avec l'angle de la petite courbure gastrique **(Figure 3.4)**.

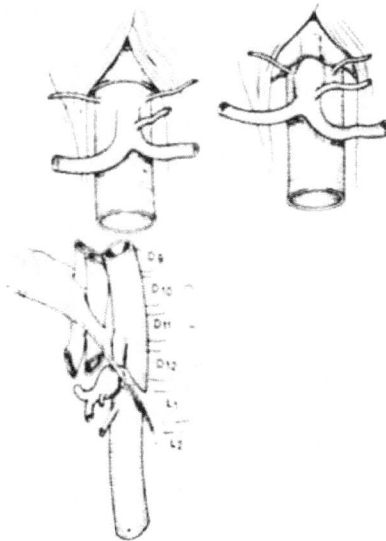

Figure 3.4 – *Orifice diaphragmatique*

3.2.1.2 – Trajet : la région cœliaque (Figure 3.5)

Le TC est habituellement court et sagittal. Il est situé dans la région cœliaque, il s'agit d'un espace rétro péritonéal, profond, limité par :
- en haut : le diaphragme (hiatus aortique)
- en bas : les pédicules rénaux et notamment la veine rénale gauche
- en latéral : les deux glandes surrénales et les reins.

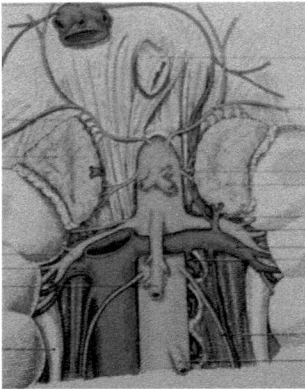

Figure 3.5 – *Région cœliaque*

La surrénale droite est triangulaire, surplombant le rein en « bonnet phrygien », en partie rétro-cave.

La surrénale gauche est en forme de goutte reposant sur la face médiale du rein gauche et sur son pédicule.

La région cœliaque contient deux gros vaisseaux : aorte et veine cave inférieure, le plexus nerveux coeliaque et les lymphonoeuds lombo-aortiques **(Figure 3.6)**.

Le plexus cœliaque est le plexus végétatif splanchnique, il reçoit les deux types d'afférences : orthosympathique et parasympathique, et est le principal groupe ganglionnaire pré-viscéral de l'abdomen. Il est situé profondément sous le diaphragme entre les deux glandes surrénales, rétro-péritonéal entre VCI et aorte abdominale. À partir de lui partent des fibres efférentes destinées à tous les viscères.

Les lymphonoeuds lombo-aortiques se distribuent en quatre groupes selon leur position par rapport à l'aorte : pré-aortiques, latéro-aortiques droits et gauches et rétro-aortiques.

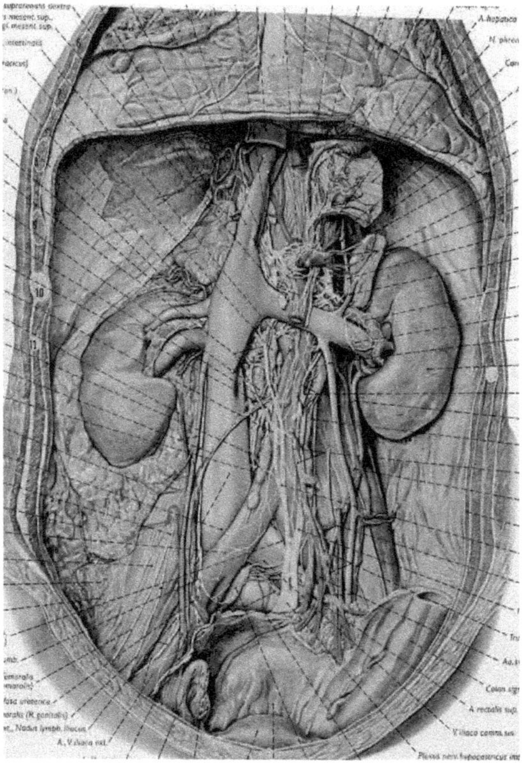

Figure 3.6 - *Rétropéritoine*

3.2.1.3 – Terminaison

Le tronc cœliaque donne naissance à trois branches terminales : l'artère gastrique gauche, l'artère splénique, l'artère hépatique commune **(Figure 3.7)**.

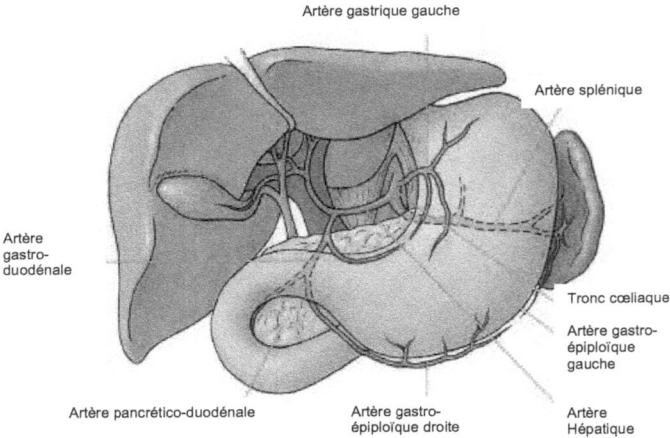

Figure 3.7 – *Branches terminales du TC*

Artère gastrique gauche (ou coronaire stomachique)

Origine

Elle naît au sommet du tronc coeliaque.

Trajet

Elle décrit une courbe concave en bas dans un plan presque sagittal dorso-ventral, c'est la faux par laquelle elle limite en haut le foramen de la bourse omentale, orifice par lequel ce diverticule de la grande cavité péritonéale passe en arrière de l'estomac.

Terminaison

Au bord droit du cardia, au sommet de la petite courbure, où elle donne ses deux branches terminales. L'une chemine devant la petite courbure verticale, l'autre descend le long du feuillet postérieur du petit omentum à droite de la face dorsale de la petite courbure, jusqu'à l'incisure angulaire où chacune rejoint son homologue né de l'artère gastrique droite, formant ainsi le **cercle artériel de la petite courbure**. Ces deux branches terminales donnent naissance à des vaisseaux courts qui pénètrent dans la paroi gastrique.

Branches collatérales

À hauteur du cardia, elle donne en avant une **artère œso-cardio-fundique** qui longe horizontalement de droite à gauche le cardia puis la face antérieure du fundus. En arrière, il existe fréquemment une **artère cardiale postérieure** qui rejoint la face dorsale du fundus. Dans 14 % des cas, elle donne une **artère hépatique gauche** qui rejoint le hile hépatique par la pars condensa du petit omentum.

Artère splénique

Origine

Elle prend naissance à la gauche du tronc coeliaque.

Trajet (Figure 3.8)

Elle descend vers la gauche pour rejoindre le bord supérieur du pancréas qu'elle longe vers la gauche avec un trajet sinueux, alternativement au-dessus et en arrière de la glande. Juste avant la queue du pancréas, elle apparaît sur la face antérieure puis dans le ligament pancréatico-splénique. Son trajet est au contact du pancréas, dans le mésogastre postérieur, séparé de la face dorsale de l'estomac par la bourse omentale.

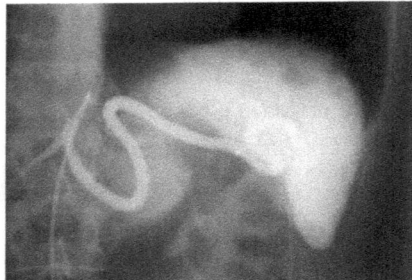

Figure 3.8 – *Trajet de l'artère splénique*

Terminaison

Dans le ligament pancréatico-splénique au contact du hile, elle donne 5 à 6 branches disposées de haut en bas qui se distribuent au parenchyme splénique.

Branches collatérales

Lors de son trajet le long du pancréas, elle donne **les branches supérieures gastriques et inférieures pancréatiques (Figure 3.9).**

- les branches supérieures sont les vaisseaux courts, qui rejoignent la coupole du fundus gastrique par le toit de la bourse omentale

- les branches inférieures sont destinées au corps et à la queue du pancréas : **l'artère pancréatique dorsale** descend verticalement derrière le corps du pancréas et se divise à son bord inférieur en une artère rejoignant les arcades céphaliques et une artère pancréatique transverse qui longe le bord inférieur du corps puis de la queue du pancréas.

D'autres branches pénètrent directement dans le pancréas. **L'artère gastro-épiploïque gauche** naît d'une branche terminale de l'artère splénique au hile puis passe dans le ligament gastro-splénique pour rejoindre la grande courbure gastrique, le long de laquelle elle descend, participant à la formation du cercle artériel de la grande courbure gastrique.

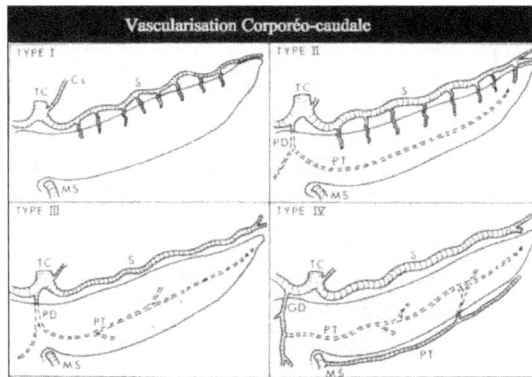

Figure 3.9 – *Vascularisation pancréatique*

Artère hépatique

Origine

Le plus souvent (dans 60% des cas), il ne persiste des trois artères hépatiques embryonnaires que l'artère hépatique moyenne qui naît de la partie inférieure droite du TC.

Trajet

L'artère hépatique commune décrit une courbure concave en haut dans un plan sagittal dorso-ventral depuis la face antérieure de l'aorte jusqu'au pied du pédicule hépatique, la faux de l'artère hépatique. Cette faux soulève le repli du péritoine qui forme le plancher du foramen de la bourse omentale.

Terminaison

L'artère hépatique commune se termine au pied du pédicule hépatique, au-dessus de la première portion du duodénum. Elle donne l'artère gastro-duodénale et **l'artère hépatique propre.**

L'artère gastro-duodénale descend verticalement en arrière de la première portion du duodénum, à la charnière entre sa portion mobile et sa portion fixe. Au bord inférieur de D1, elle se divise en une **artère pancréatico-duodénale antéro-inférieure** qui contribue aux arcades céphaliques et une **artère gastro-épiploïque droite** qui longe la grande courbure gastrique et rejoint l'artère gastro-épiploïque gauche née de l'artère splénique pour former le cercle artériel de la grande courbure **(Figure 3.10)**.

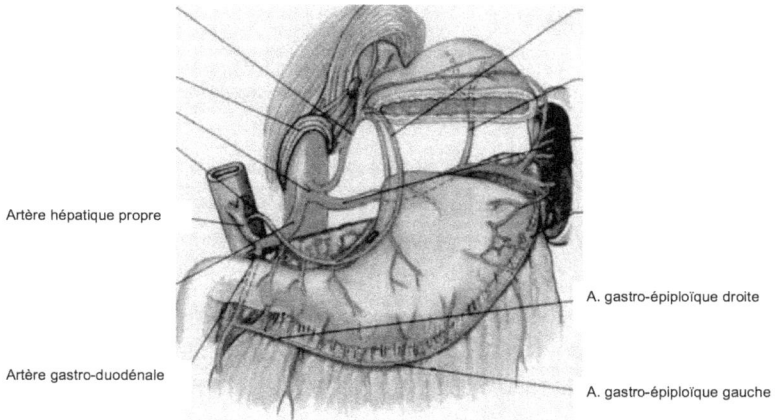

Artère hépatique propre

A. gastro-épiploïque droite

Artère gastro-duodénale

A. gastro-épiploïque gauche

Figure 3.10 – *Cercle artériel de la grande courbure*

L'artère hépatique propre monte dans le ligament hépato-duodénal, derrière le bord libre du petit omentum et à gauche de la veine porte, dans le même plan frontal à gauche de la voie biliaire principale, formant le pédicule hépatique. Elle se divise dans le hile du foie en **une artère hépatique droite** et **une artère hépatique gauche**. Cette bifurcation est souvent assez basse dans le pédicule **(Figure 3.11)**.

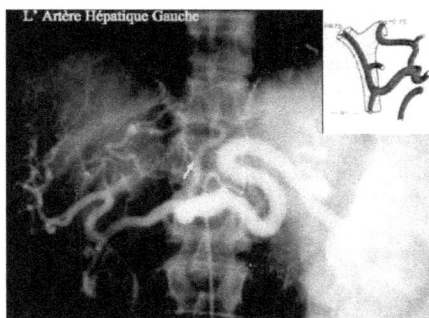

Figure 3.11 – *Division hépatique*

Branches collatérales

Il en existe deux : les artères gastrique droite et cystique, qui naissent de l'artère hépatique propre.

L'artère gastrique droite a un trajet récurrent depuis le pied du pédicule hépatique vers le bord supérieur du pylore où elle se divise en deux branches rejoignant les branches homologues de l'artère gastrique gauche pour former le cercle artériel de la petite courbure.

L'artère cystique est destinée à la vésicule biliaire : elle peut naître du tronc de l'artère hépatique propre dans le pédicule et monter dans le triangle de Calot (variété longue) ou descendre de l'artère hépatique droite à partir du hile du foie (variété courte).

3.2.1.4 – Variations anatomiques

La persistance, à des degrés divers, des artères embryonnaires et des arcs de MAC KAY, donne des variations à deux niveaux anatomiques différents.

Les différents types cœlio-mésentériques

De nombreux travaux ont porté sur les variations du TC et de l'origine de l'AMS, nous verrons la description de COUINAUD[15]. La fréquence des différents types rencontrés est variable.

Type I (73 à 85%) : tronc hépato-gastro-splénique avec ses trois variantes : hépatosplénique (le plus fréquent), trifurcation et gastro-splénique

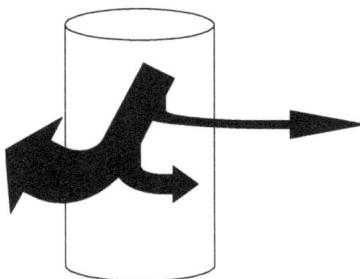

Type hépato-splénique

Type II (3 à 13%) : tronc hépatosplénique

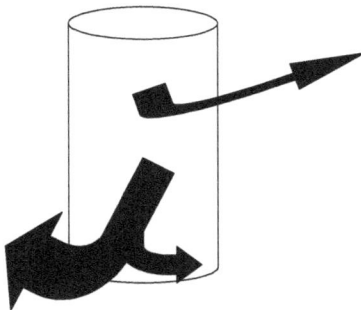

Type III (2 %) : tronc hépato-gastrique

Type IV (1%) : tronc hépato-spléno-mésentérique

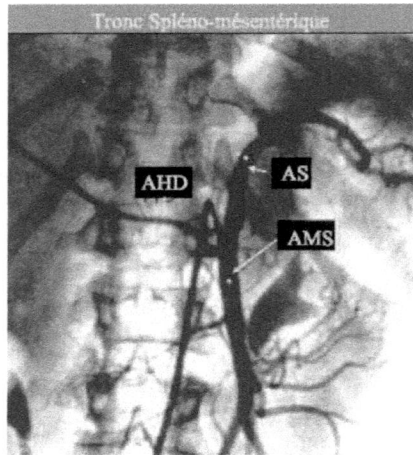

Type V (0,5 à 12%) : tronc gastro-splénique

Type VI (0,5 à 2%) : tronc cœliaco-mésentérique

Type VII (1,5%) : tronc cœliaco-colique, où le TC donne l'artère colique moyenne

Type VIII : absence de TC.

Variations des artères hépatiques

La persistance des artères hépatiques embryonnaires entraîne des variations anatomiques (que tout chirurgien doit connaître pour la chirurgie hépatique et pancréatique) :

- **disposition modale** (60% des cas)

- bifurcation précoce de l'artère hépatique moyenne : dans 6 % des cas, elle se divise avant l'artère gastro-duodénale. La branche destinée au foie gauche est alors plus ventrale et donne naissance aux artères gastro-duodénale et gastrique droite. L'artère hépatique droite peut être pré-portale ou rétro-portale

- artère hépatique moyenne et artère hépatique gauche nées de l'artère gastrique gauche (8%)

- artère hépatique moyenne et artère hépatique droite (11%) : l'artère hépatique droite naît alors de l'AMS et remonte le long de l'axe portal selon un trajet variable, le plus souvent le long du bord droit du pédicule hépatique

- persistance des trois artères embryonnaires (3%) : dans ces rares cas, l'artère hépatique moyenne n'a plus qu'une importance fonctionnelle minime

- régression de l'artère hépatique moyenne (12%) : dans ces cas, elle a régressé totalement et la vascularisation du foie est assurée exclusivement par une artère hépatique droite (9%), ou gauche (1%), ou de façon partagée (2%).

3.2.2 – L'ARTERE MESENTERIQUE SUPERIEURE (Figure 3.12)

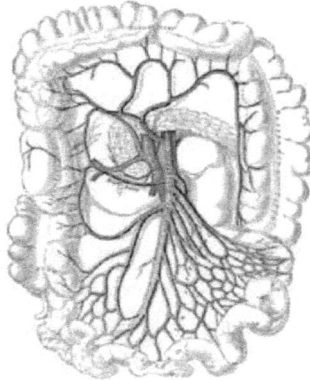

Figure 3.12 – *AMS et ses branches terminales*

3.2.2.1 – Origine

Elle prend naissance de la face antérieure de l'aorte à hauteur de L1, sous le TC, au même niveau que les artères rénales.

3.2.2.2 – Trajet

Ses 6 premiers centimètres sont rétro-pancréatiques, derrière le corps, entourés par le feutrage cellulo-conjonctif de la partie mésentérique du plexus cœliaque. Le tronc de l'artère forme ainsi avec la face antérieure de l'aorte une « pince aorto-mésentérique » dans laquelle passe horizontalement la veine rénale gauche **(Figures 3.13, 3.14)**.

L'AMS est donc comprise entre la veine rénale gauche en arrière et la veine splénique en avant. Plus bas, l'AMS franchit le bord inférieur du corps du pancréas, elle apparaît devant le processus uncinatus, puis devant D3 (portion horizontale caudale du duodénum). Elle est à gauche de la veine mésentérique supérieure et s'engage plus

32

bas dans la deuxième portion de la racine du mésentère. Elle chemine dans le segment vertical de la racine du mésentère, puis dans le mésentère où elle décrit une large courbe concave à droite.

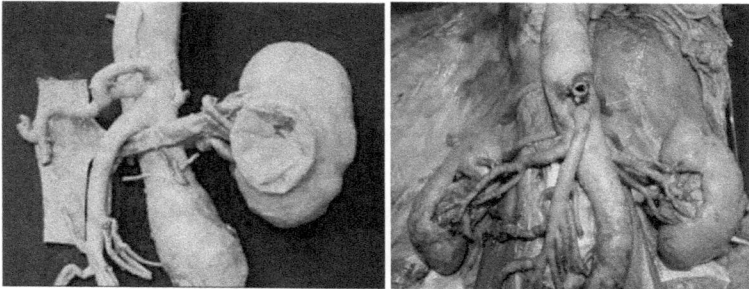

Figures 3.13, 3.14 – *Dissection sur cadavre*

3.2.2.3 – Terminaison

L'AMS se termine au bord mésentérique d'une anse iléale située environ 60 cm (de 40 à 90 cm) avant la valve iléo-cæcale. La terminaison de l'AMS correspond au sommet de l'anse ombilicale embryonnaire, en amont du bourgeon cæcal. Sa longueur totale est de 15 à 30 cm.

3.2.2.4 – Branches collatérales

L'AMS vascularise l'ensemble du grêle, le colon droit et le tiers droit du colon transverse :

- la première branche est un **tronc commun pancréatico-duodénal gauche** : situé au bord gauche de l'AMS, il passe derrière la tête du pancréas et se divise pour rejoindre les branches collatérales et terminales de l'artère gastro-duodénale, pour constituer les arcades céphaliques. Les arcades céphaliques du pancréas sont donc des anastomoses entre le TC et l'AMS **(Figure 3.15)**.

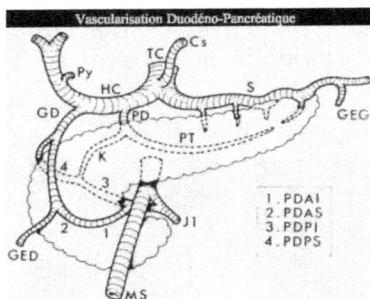

Figure 3.15 – *Arcades céphaliques*

Les branches destinées au grêle naissent au bord gauche, les branches coliques au bord droit.

- **les branches jéjuno-iléales** sont au nombre de 12 à 16 (entre 9 et 24). Elles donnent des rameaux qui se distribuent en arcades de premier, second et troisième ordre jusqu'à donner des arcades bordantes qui, le long de la paroi du grêle, forment des vaisseaux droits, abordent l'intestin par son bord mésentérique et rejoignent la sous muqueuse. Au niveau de la première anse jéjunale, il n'existe le plus souvent qu'une arcade de premier ordre. Si elle est absente, c'est la branche pancréatico-duodénale gauche qui assure la vascularisation.

- **les branches coliques** sont au nombre de 2 ou 3. **L'artère colique droite** naît devant D3, suit le méso colon transverse jusqu'à l'angle colique droit où elle se divise en une branche crâniale pour le colon transverse et une branche caudale pour le colon droit. Dans 15 à 48% des cas, il existe une **artère colique moyenne** pour la partie médiane du colon droit **(Figures 3.16, 3.17).**

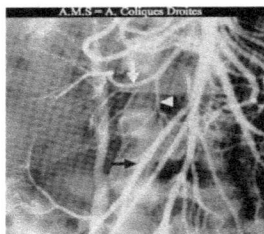

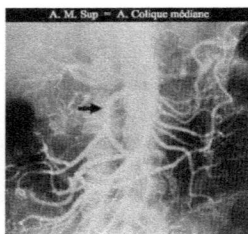

Figures 3.16, 3.17 – *Branches coliques de l'AMS*

- la dernière branche est **l'artère iléo-colique**, elle naît de la partie terminale de l'AMS, suit la troisième partie de la racine du mésentère et rejoint ainsi la valve iléo-cæcale où elle se divise :

Une artère iléale terminale irrigue la dernière anse iléale, c'est elle qui donne **l'artère appendiculaire** qui se prolonge le long du méso appendiculaire pour vasculariser l'appendice jusqu'à sa pointe.

Une artère cæcale qui se divise en deux branches : une branche postérieure et une branche colique qui longe le bord méso-colique du colon droit.

Ainsi se forme une arcade bordante sur le bord méso colique du colon droit qui réunit la branche crâniale de l'artère iléo-colique et la branche caudale de l'artère colique supérieure droite.

3.2.3 – Anastomoses entre le TC et l'AMS

Dérivées de l'arcade longitudinale antérieure de TANDLER, elles sont constituées à droite par les arcades céphaliques du pancréas, et à gauche par les branches de l'artère pancréatique dorsale.

3.2.3.1 – Les arcades pancréatiques céphaliques (pancréatico-duodénales)

Elles sont normalement au nombre de 2 : **l'une antérieure et inférieure (APDA)**, **l'autre postérieure et supérieure (APDP) (Figure 3.18)**.

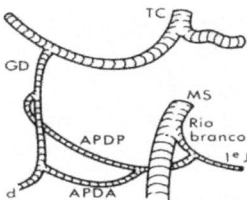

Figure 3.18 – *Artères pancréatico-duodénales*

35

Elles circonscrivent en avant et en arrière la tête du pancréas. Elles relient doublement l'artère gastro-duodénale (GD), du côté cœliaque, à l'artère pancréatico-duodénale gauche, du côté mésentérique. L'artère pancréatico-duodénale gauche prend naissance au bord gauche de l'AMS, près de son origine, par un tronc commun avec la première artère jéjunale et passe en arrière du petit pancréas **(Figure 3.19)**.

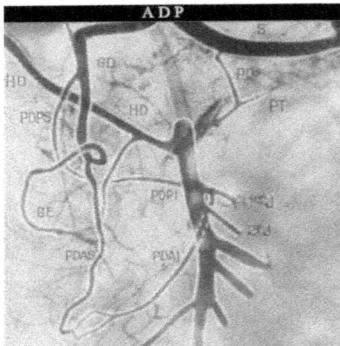

Figure 3.19 – *Artères pancréatico-duodénales*

L'arcade antérieure et inférieure est l'anastomose entre l'artère pancréatico-duodénale supérieure et antérieure, branche terminale de l'artère gastro-duodénale et l'artère pancréatico-duodénale gauche qu'elle rejoint derrière la tête du pancréas. Elle passe entre la tête pancréatique et D2. Elle est presque toujours présente (93%).

L'arcade postérieure et supérieure est l'anastomose entre l'artère pancréatico-duodénale postéro supérieure, qui naît de l'origine de l'artère gastroduodénale au-dessus de D1 et l'artère pancréatico-duodénale gauche. Elle monte derrière la tête du pancréas devant la voie biliaire principale.

Rarement l'une des deux arcades manque (5%), mais jamais les deux.

3.2.3.2 – L'artère pancréatique dorsale (pancreatica magna de HALLER)

Elle est presque constante, il s'agit d'un vestige de l'anastomose longitudinale de TANDLER.

En fonction de l'absorption et de la régression embryonnaire, elle peut naître de l'artère hépatique, de l'artère splénique le plus souvent (75%) **(Figure 3.20)**, de leur jonction ou de l'AMS.

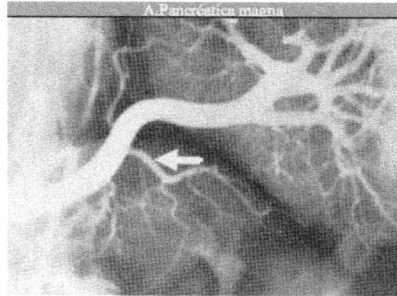

Figure 3.20 – *A. pancreatica magna naissant de l'A. splénique*

Elle descend derrière l'isthme ou le corps pancréatique. Elle se termine au bord inférieur en deux branches :

- **une branche droite** inconstante (60%) qui rejoint l'arcade céphalique antérieure **(arcade de KIRK).** Elle peut rejoindre l'artère gastro-duodénale, l'artère pancréatico-duodénale gauche ou l'artère gastro-épiploïque droite. Rarement, elle donne l'artère colique droite et forme ainsi une autre anastomose avec le territoire mésentérique supérieur.

- **une branche gauche (l'artère pancréatique tranverse)** qui longe le bord inférieur du corps vers la queue du pancréas. Elle peut rejoindre l'artère gastro-épiploïque gauche ou l'artère splénique.

L'artère pancréatique dorsale peut donc prendre son origine vers le haut du TC ou le bas de l'AMS. Dans 1 à 2% des cas, lorsqu'elle garde ces deux connexions, elle forme une petite arcade verticale derrière le corps du pancréas, qui est une anastomose très directe entre les deux troncs ou l'origine de leurs branches (splénique ou hépatique).

C'est **l'arcade de BUHLER** qui peut donner des branches pour le pancréas, comme une artère pancréatique tranverse à gauche ou une **arcade de KIRK** à droite **(Figure 3.21)**. Elle est une illustration rétro pancréatique de la persistance de l'anastomose longitudinale antérieure de TANDLER.

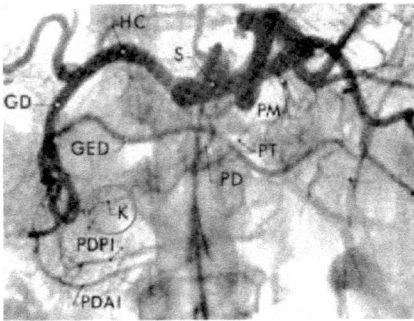

Figure 3.21 – *Arcade de KIRK*

3.2.4 – L'ARTERE MESENTERIQUE INFERIEURE (Figure 3.22)

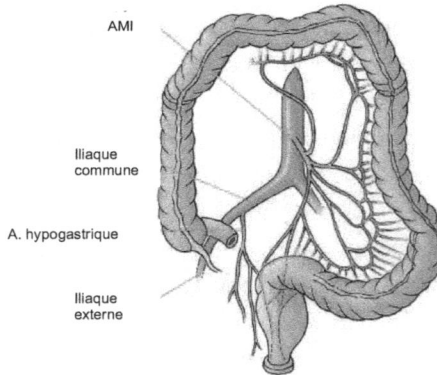

Figure 3.22 – *Territoire de l'AMI*

3.2.4.1 – Origine

Elle naît à la face antérieure et gauche de l'aorte, à hauteur de L3, derrière ou sous la portion horizontale caudale du duodénum (D3).

3.2.4.2 – Trajet

Elle pénètre directement dans le méso colon gauche avec un trajet vers le bas et la gauche, ensuite elle se dirige vers la ligne médiane. Elle longe le bord gauche de l'aorte, en médial des vaisseaux génitaux et de l'uretère gauche. Puis elle croise les vaisseaux iliaques communs gauches, pénètre dans la racine primitive, verticale du méso sigmoïde pour se terminer devant S3.

3.2.4.3 – Terminaison

Par l'**artère rectale supérieure** qui vascularise le haut rectum.

3.2.4.4 – Branches collatérales

Sa première branche est l'**artère colique gauche**, elle rejoint l'angle colique gauche et se divise en une branche crâniale le long du colon transverse et une branche caudale le long du colon descendant.

Après apparaît le **tronc des artères sigmoïdiennes**, formé le plus souvent de trois artères se distribuant dans le méso sigmoïde. Ces artères se divisent en T le long de la paroi colique en une arcade bordante continue. Ainsi l'artère sigmoïdienne caudale est reliée à l'artère rectale supérieure par une artère sigmoïdea ima. La faiblesse ou l'absence (15%) de cette anastomose entre la sigmoïdienne et la circulation rectale est décrite. Ces artères forment une arcade para colique d'où partent des vaisseaux droits qui abordent le colon soit par les bosselures (vaisseaux droits courts), soit par les incisures (vaisseaux droits longs).

L'artère colique gauche est généralement plus grêle que l'artère colique droite. La jonction entre les territoires mésentériques supérieurs et inférieurs se situe à l'union du tiers moyen et du tiers gauche du colon transverse.

3.2.5 – Anastomoses entre l'AMS et l'AMI

Elles dérivent également de la persistance de l'anastomose longitudinale antérieure de TANDLER, entre les deux étages mésentériques supérieurs et inférieurs.

Les communications inter-mésentériques sont dominées par **l'arcade de RIOLAN (figure 3.23).** C'est une longue arcade bordante entre la branche transverse de l'artère colique (supérieure) droite et celle de l'artère colique (supérieure) gauche, le long du méso-colon transverse à la base du mésentère. Le colon peut être vascularisé par une branche directe de l'AMS, l'artère colica media, remplaçant la racine droite de l'arcade de RIOLAN.

D'autres artères ont été décrites comme communications inter-mésentériques :

- **l'arcade inter-mésentérique de VILLEMIN** est retrouvée dans 12 à 18 % des cas, là où l'AMI croise la veine mésentérique inférieure, elle peut donner un rameau qui se jette dans l'AMS

- **l'arcade para colique de DRUMMOND** est périphérique ; elle a les mêmes piliers que l'arcade de RIOLAN, longe la paroi colique (le long du versant mésentérique colique) et donne les vaisseaux droits.

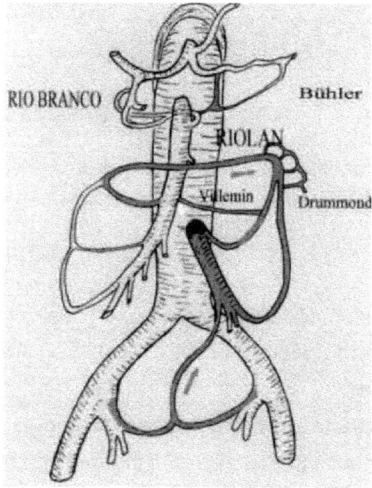

Figure 3.23 – *Communications intermésentériques*

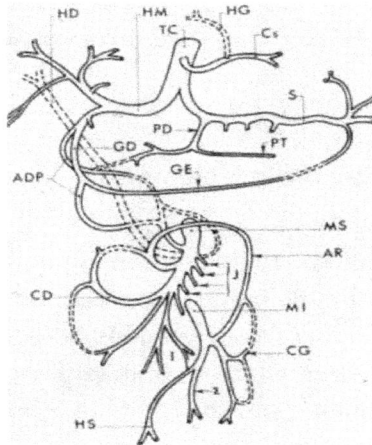

Figure 3.24 – *Récapitulatif des anastomoses*

4 – PHYSIOPATHOLOGIE

Le système digestif doit s'adapter aux apports alimentaires pour son approvisionnement énergétique. En effet, ses besoins métaboliques sont différents à jeun et en post-prandial. Le tractus gastro-intestinal a des besoins malgré tout importants. Par conséquent, à jeun et au repos, 15 à 20% du débit cardiaque lui est réservé.

À elle seule, la muqueuse digestive reçoit 70% de cet apport. Ses fonctions de sécrétion et d'absorption en dépendent. Les couches musculaires et la séreuse sont, elles, moins vascularisées.

La circulation splanchnique s'effectue contre de hautes résistances que le jeu de mécanismes neurovégétatifs, humoraux et métaboliques permet d'abaisser considérablement en période postprandiale. L'hyperhémie post-prandiale peut alors nécessiter jusqu'à 30% du débit cardiaque. L'importante vasomotricité des vaisseaux splanchniques (unique dans l'organisme) autorise physiologiquement de telles variations hémodynamiques. Cependant, une vasoconstriction majeure et persistante peut conduire à une ischémie intestinale en dehors de toute lésion occlusive des artères digestives.

4.1 – L'hyperhémie post-prandiale

Elle a été documentée par LUNDGREN d'après l'étude de modèles animaux et humains, et grâce à l'apport de l'échographie-doppler pulsée[16]. Son intensité et sa durée sont corrélées au volume d'aliments ingérés, à leur composition, et à l'espèce étudiée. À volume, osmolalité et apport caloriques identiques, la réponse suivant l'ingestion d'un repas mixte est plus conséquente que celle qui suit l'ingestion d'un repas purement protéique, lipidique ou glucidique. La présence des aliments dans l'estomac et l'intestin est indispensable pour obtenir une hyperémie maximale. Chez l'homme, l'hyperémie est maximale dans les 30 à 90 minutes suivant l'arrivée des

42

aliments dans l'intestin et dure 4 à 6 heures. Grâce à une autorégulation complexe et encore incomplètement élucidée, le flux artériel se distribue préférentiellement vers l'intestin grêle et le pancréas. Il varie peu au niveau de l'estomac ou du colon et reste stable au niveau hépatique, en raison d'une augmentation du flux veineux porte. Enfin, les résistances au flux artériel sont moins élevées dans le territoire du TC que dans celui de l'AMS. Ceci s'expliquerait par le fait que l'on ne retrouve pas de variations de flux au niveau hépatique et splénique, car ils conservent de faibles résistances lors de la digestion.

4.2 – Douleur d'ischémie intestinale

La douleur abdominale fait partie du tableau clinique d'ischémie mésentérique chronique. Classiquement, le patient ne souffre pas tant qu'il ne mange pas ou fait des petits repas. La maladie évoluant, la douleur est ressentie de plus en plus précocement, se traduisant à moyen terme par un amaigrissement par restriction alimentaire volontaire, à but antalgique, alors que l'appétit est conservé.

Deux hypothèses physiopathologiques s'affrontent pour expliquer l'origine de la douleur d'ischémie intestinale.

4.2.1 – Inadéquation entre les besoins et les apports

Il s'agit de l'hypothèse la plus ancienne et initialement la plus logique. Elle est basée sur l'analogie de ce que l'on observe au cours de l'ischémie coronaire ou des membres inférieurs. Le mécanisme est similaire à celui de l'infarctus du myocarde dans lequel il existe une inadéquation entre les besoins du muscle cardiaque et les apports d'oxygène lors de l'effort : une douleur caractéristique « en étau » est alors ressentie par le patient (c'est l'angine de poitrine disparaissant à l'arrêt de l'effort). Ici, la comparaison peut se faire avec la douleur lors de l'effort de digestion : **c'est l'angor mésentérique.**

D'après cette théorie pour POOLE, la douleur est consécutive à un déséquilibre entre les besoins métaboliques nécessaires à la fonction intestinale post-prandiale et la quantité effective d'apport sanguin à travers un arbre artériel pathologique et sans circulation collatérale suffisante[17]. Les besoins métaboliques, surtout en oxygène, sont élevés au cours de l'absorption des nutriments et lors de l'accentuation du péristaltisme intestinal. La douleur résulterait d'une hyperproduction et d'une accumulation de métabolites du cycle anaérobie dans la couche musculaire ischémique.

Selon cette hypothèse, on peut envisager cinq stades évolutifs, classés par gravité croissante :

- **0** : absence de lésion artérielle et de symptomatologie

- **1** : existence d'une lésion artérielle parfaitement suppléée par la collatéralité, n'entraînant aucune modification des flux au repos et en période post-prandiale, chez un **sujet asymptomatique**

- **2** : progression de l'artériopathie entraînant une incapacité à assurer l'hyperhémie post-prandiale, les flux de repos restant normaux : ce stade est caractérisé par la survenue de la **douleur post-prandiale**

- **3** : altération des flux de repos, potentiellement génératrice d'une dysfonction cellulaire modérée et d'infarctus focaux de petite taille : ce stade s'apparente à la douleur de décubitus des ischémies critiques de membre inférieur

- **4** : survenue d'un **infarctus intestinal**.

4.2.2 – Existence d'un vol gastro-intestinal

Le principal argument contre l'hypothèse précédente est que la douleur survient dans les 20 à 30 minutes suivant l'ingestion alimentaire. À ce stade de la digestion, les aliments n'ont pas franchi l'estomac, la motricité comme l'absorption intestinale sont inchangées par rapport au repos.

Partant de ces constatations, POOLE[17] a émis l'hypothèse (d'après une expérience pratiquée sur quatorze chiens avec mesure du pH intra-mural par un tonomètre) qu'en présence de lésions des artères digestives, un hémodétournement aux dépens du territoire intestinal et destiné au territoire gastrique serait responsable d'une chute du pH intestinal puis gastrique. L'hyperhémie gastrique consécutive à l'ingestion alimentaire s'accompagnerait ainsi d'une ischémie intestinale, créant la sensation douloureuse avant même que les aliments n'aient atteint l'intestin. De plus, l'effondrement du pH gastrique est source de micro-ulcérations de la muqueuse se traduisant également par une douleur. L'observation de plusieurs cas d'ulcérations gastriques superficielles chez des malades suivis pour une ischémie mésentérique chronique et le nombre de cas rapportés dans la littérature, mettant en évidence des micro-ulcérations à la fibroscopie, résistants au traitement anti-acide (anti-histaminique H2 et inhibiteur de la pompe à proton) viennent renforcer cette théorie[18, 19]. De même, FIDDIAN-GREEN[20] a montré la normalisation du pH gastrique en réponse à une revascularisation efficace. Par contre, aucune thérapie anti-ulcéreuse n'a fait la preuve de son efficacité dans le traitement des douleurs de l'ischémie mésentérique chronique.

4.3 – Fonction d'absorption

Grâce aux possibilités de redistribution de l'apport artériel au sein de la muqueuse et contrairement à ce qui a longtemps été suggéré, aucun cas de malabsorption intestinale dans l'ischémie mésentérique chronique n'a été observé, en l'absence de lésions irréversibles d'infarctus. L'extrémité des villosités intestinales, site privilégié des échanges métaboliques, reçoit environ 8% du débit sanguin intestinal. Lors d'une réduction significative de l'apport artériel, ce débit local reste conservé et permet à la muqueuse d'assurer longtemps ses fonctions d'absorption et de sécrétion.

4.4 – Cas des lésions n'affectant qu'une artère digestive principale

Le syndrome du ligament arqué du diaphragme comprimant le TC en est l'exemple.

Bien que les bases anatomiques de la compression du TC par le ligament arqué soient indiscutables, la physiopathologie des manifestations cliniques de ce syndrome reste très controversée.

Quatre hypothèses ont été proposées pour tenter d'expliquer le fait qu'une lésion isolée, et à fortiori chronique d'une artère digestive, puisse avoir une traduction clinique, malgré le développement habituel d'une collatéralité[21].

Théorie neurogène[21]

Les théories, qui incriminent une origine neurogène, semblent les moins probables. La douleur résulterait soit d'un conflit entre les éléments du plexus cœliaque et le TC, par irritation locale du plexus au contact des pulsations de l'artère, soit d'une hyperstimulation des fibres nerveuses sympathiques du plexus, responsable d'une vasoconstriction et engendrant la douleur.

Théorie vasculaire[21]

Deux autres théories qui incriminent directement la sténose artérielle sont plus vraisemblables.

La première attribue la douleur à l'ischémie du territoire hépato-splanchnique. Seule une inadéquation de la circulation collatérale permet de l'envisager. Les observations d'ischémie hépato-gastrique ou d'ischémie de greffon hépatique, compliquant respectivement certaines duodénopancréatectomies ou transplantations hépatiques chez des malades ayant une compression du TC par le ligament arqué, viennent la conforter[21].

46

La seconde suppose l'existence de phénomènes de vol entre les circulations cœliaque et mésentérique. Une circulation collatérale trop efficace conduirait à un hémodétournement de la circulation mésentérique au profit du territoire cœliaque, responsable de l'ischémie intestinale et de la douleur.

Aucune de ces hypothèses n'est étayée par des preuves objectives, en particulier expérimentales. Mais l'observation d'un gradient de pression persistant après libération simple de l'artère et les résultats obtenus après restauration artérielle sont en faveur d'un mécanisme hémodynamique.

La compression simultanée du TC et de l'AMS par le ligament arqué (situation rarissime) est l'unique situation pour laquelle la responsabilité du ligament arqué est indiscutable. Malgré la proximité habituelle de l'origine de ces deux artères, cette situation est rare en comparaison avec l'incidence élevée de compression asymptomatique du TC par le ligament arqué.

Enfin, l'occlusion athéroscléreuse isolée de l'AMS peut être tenue pour responsable d'une ischémie mésentérique chronique chez des malades dont la circulation collatérale a été sacrifiée au cours d'une chirurgie abdominale antérieure. Les lésions athéroscléreuses isolées du TC ou de l'AMI sont en revanche le plus souvent bien tolérées.

5 – ÉPIDEMIOLOGIE – ETIOLOGIES

5.1 – EPIDEMIOLOGIE

Il n'existe pas d'estimation précise de l'incidence de l'ischémie mésentérique chronique dans la population générale.

En 1997, MOAWAD et GEWERTZ[22] ont relevé 332 cas d'ischémie mésentérique chronique à partir d'une revue de la littérature de 20 ans. Ce nombre est vraisemblablement sous-estimé. L'amélioration des moyens diagnostiques et le vieillissement actuel de la population vont certainement conduire prochainement à un accroissement du nombre de cas rencontrés.

D'après eux, l'âge moyen de survenue des symptômes est de 60 ans. Toute la **comorbidité liée à l'athérosclérose** est retrouvée dans les antécédents de ces patients :
- antécédent de chirurgie vasculaire (52%) ou abdominale (35%)
- artériopathie oblitérante périphérique (55%)
- coronaropathie (43%)
- athérosclérose des troncs supra-aortiques (35%)
- insuffisance rénale chronique (20%).

Les facteurs de risques cardio-vasculaires habituels sont retrouvés :
- tabagisme (75%)
- hypertension artérielle (37%)
- diabète (10%).

Ces données sont habituelles lorsqu'elles concernent une population polyartérielle.

Il est surprenant de constater la prédominance féminine dans l'ischémie mésentérique chronique, alors qu'elles sont moins fréquemment touchées par l'athérosclérose que les hommes[23]. Contrairement à ce qui est généralement observé

48

au cours des autres artériopathies athéroscléreuses, l'ischémie mésentérique chronique touche environ 60% de femmes[22, 24]. Certaines séries ont cependant rapporté une répartition équivalente de la maladie entre les deux sexes[25]. Enfin, la dénutrition et une relative malabsorption des graisses expliquent l'absence habituelle d'hypercholestérolémie[23].

5.2 – ETIOLOGIES[22, 26]

De nombreuses pathologies peuvent être responsables de lésions des artères digestives. Elles entraînent aussi bien la survenue de lésions occlusives que la formation d'anévrysmes, avec une fréquence respective propre à chacune. Nous nous limiterons aux lésions occlusives responsables d'ischémie mésentérique chronique.

Il nous a semblé opportun de diviser les étiologies en deux grands sous groupes : les causes athéroscléreuses (qui en raison de leur prépondérance feront l'objet d'un paragraphe) et les causes non athéroscléreuses.

5.2.1 – CAUSES ATHEROSCLEREUSES

L'athérosclérose est la première cause de lésions occlusives des artères digestives. Elle représente 95% de l'ensemble des ischémies mésentériques.

5.2.1.1 – Incidence

L'incidence réelle des lésions occlusives athéroscléreuses des artères digestives est difficile à quantifier car les moyens précis d'évaluation se limitent à l'analyse de séries autopsiques, angiographiques ou ultrasonographiques.

- Dans une série de 203 autopsies, CROFT[27] a observé une incidence de lésions significatives de 3,4% pour le TC, 4,9% pour l'AMS et 10,8% pour l'AMI. Une lésion d'au moins deux AD a été observée dans 2,5% des cas.

- En analysant des angiographies effectuées pour le bilan de lésions athéroscléreuses, il a été observé une lésion artérielle digestive dans 2 à 27% des cas, intéressant le TC et l'AMS dans 3,4% des cas[28].

- Dans une population non sélectionnée, ROOBOTTOM[29] a observé trois lésions du TC (3,5%) chez 87 malades de moins de 65 ans parmi 184 explorés par échographie doppler. Après 65 ans (97 malades), 11 malades avaient une lésion unique d'une AD (TC : 9, AMS : 2) et 7 malades (10,8% des plus de 65 ans, 3,8% des malades de la série) avaient des lésions associées du TC et de l'AMS.

Contrairement à ce que l'on observe dans d'autres territoires, l'athérosclérose oblitérante des artères digestives est plus fréquente chez la femme. Certains facteurs hormonaux, la contraception orale ou l'hormonothérapie substitutive joueraient un rôle dans l'inégalité de cette distribution. Les autres facteurs de risque sont plus classiquement le tabac et l'hypertension artérielle. Par contre, le diabète et l'hyperlipidémie sont peu retrouvés, vraisemblablement pour des raisons nutritionnelles liées à l'intolérance alimentaire.

L'artériopathie des artères digestives est un marqueur de la maladie vasculaire. Une coronaropathie, des lésions carotidiennes, rénales, aorto-iliaques et fémoro-poplitées sont respectivement associées dans 29 à 52%, 19 à 48%, 25 à 35% et 50 à 73% des cas[30, 31].

5.2.1.2 – Histoire naturelle de l'athérosclérose des artères digestives

Les lésions occlusives se développent initialement sur la face antérieure de l'aorte, puis gagnent progressivement les premiers centimètres des artères digestives principales : TC, AMS et AMI. Les lésions occlusives des artères digestives ont la particularité d'être ostiales, en général, seuls les premiers centimètres sont atteints. En aval, ces artères sont habituellement souples et perfusées par le biais d'une circulation collatérale dont le développement est lié à la lenteur d'installation des lésions. Le lit distal et les principales branches de division restent indemnes, permettant aux différents systèmes anastomotiques de suppléance de se développer. C'est ainsi qu'une lésion ostiale unique isolée sur un seul axe digestif reste le plus souvent asymptomatique.

Il existe une discordance entre les séries autopsiques, anatomiques dans lesquelles les lésions du TC prédominent et les séries chirurgicales dans lesquelles les lésions de l'AMS prédominent. Sur 12 séries chirurgicales publiées de 1986 à 1999[26], portant sur 375 malades, on retrouve une atteinte des 3 axes dans 51,7% des cas, de 2 dans 40% des cas, et d'un seul dans 8,3% des cas. Il peut cependant exister des lésions plus distales, expliquant la possibilité d'une symptomatologie d'angor intestinal avec des lésions mono-tronculaires, intéressant l'AMS au niveau ou au-delà des artères pancréatico-duodénales inférieures ou de l'artère colique moyenne.

Parfois, les lésions athéromateuses se présentent comme des calcifications circulaires de la paroi aortique avec des bourgeons calcaires exubérants faisant saillies dans la lumière de l'aorte et de ses branches viscérales, digestives et rénales. Dans cette forme, baptisée « coral reef atherosclerosis » par QVARFORDT[32], l'origine des artères viscérales est englobée dans ces calcifications circulaires qui entraînent d'importantes sténoses ostiales. Ces lésions peuvent de plus provoquer des embolies calcaires, cholestéroliques ou fibrino-cruoriques qui altèrent le réseau artériel distal.

En plus de leurs conséquences hémodynamiques, les lésions occlusives des artères digestives peuvent se compliquer d'évènements thromboemboliques[33]. La thrombose du TC est habituellement courte et respecte ses branches terminales. Celle de l'AMS est plus longue et s'étend sur 5 à 6 centimètres, la réinjection s'effectue par l'artère pancréatico-duodénale et l'artère colique moyenne. La thrombose de l'AMI est souvent courte, murale ou étendue sur un à deux centimètres, la réinjection s'effectue alors par l'artère colique supérieure gauche.

5.2.2 – CAUSES NON ATHEROSCLEREUSES[3, 34]

Les pathologies non athéroscléreuses restent des causes rares d'ischémie mésentérique chronique. Il s'agit souvent de pathologies dont l'incidence est faible dans la population générale et dont la part de responsabilité dans la survenue d'une ischémie mésentérique chronique peut être débattue. Elles s'accompagnent habituellement d'un examen normal des artères périphériques, chez des malades sans facteur de risque cardio-vasculaire notable.

5.2.2.1 – CAUSES MECANIQUES

Une compression extrinsèque peut résulter d'un conflit anatomique entre des structures normalement présentes, nerveuses ou ligamentaires, des néoformations fibreuses ou tumorales rétro- ou intra-péritonéales et une ou plusieurs artère digestive[35]. À la sténose artérielle consécutive à la compression peut s'ajouter une dilatation post-sténotique liée aux turbulences.

Syndrome du ligament arqué du diaphragme

Après l'athérosclérose, c'est l'étiologie la plus souvent évoquée. En 1963, HARJOLA[36] décrivit pour la première fois cette entité.

Ce syndrome fait l'objet de multiples controverses.

Ses bases anatomiques sont fondées sur la proximité d'éléments ligamentaires (piliers du diaphragme), nerveux (ganglions et fibres du plexus cœliaque) et artériels (TC et aussi plus rarement AMS)[21]. Le conflit semble favorisé par une disposition anatomique particulière[37] (femme longiligne, naissance intra thoracique du TC) et est aggravé par les mouvements respiratoires[38].

L'explication physiopathologique de la douleur n'est pas univoque. Il est difficile de différencier la douleur d'origine ischémique de la douleur d'origine neurologique provoquée par la fibrose du plexus neuro-cœliaque.

Elle se heurte à la règle de MIKKELSEN[9] qui énonce qu'une atteinte d'au moins deux troncs digestifs est indispensable à la survenue de symptômes d'ischémie mésentérique (la circulation collatérale palliant la défaillance d'un axe digestif), et à la fréquence de sujets asymptomatiques porteurs de stigmates angiographiques typiques de compression du TC par le ligament arqué.

En 1965, DUNBAR[39] rapporta une série de 13 patients présentant des douleurs abdominales avec des lésions d'un seul axe digestif.

La fixité de l'aorte et du TC, soumis au niveau du hiatus aortique diaphragmatique à des mouvements respiratoires répétés, favoriserait l'apparition de microtraumatismes et de lésions pariétales. La lésion occlusive du TC est déterminée par la compression mais aussi par la présence d'adhérences intimes entre son adventice et les éléments musculaires et conjonctifs des piliers du diaphragme. Une infiltration fibreuse de l'adventice peut aussi atteindre la media puis l'intima, qui devient le siège d'une hyperplasie.

Cette lésion primaire constitue un point d'appel pour le développement d'autres lésions athéroscléreuses. À terme, ces lésions conduisent dans 40 à 50% des cas à la survenue d'une dilatation artérielle en aval de la sténose **(Figure 5.1)**.

La compression par le ligament arqué provoque un défect classique concave, juste après l'origine du TC ; une image en « coup de hache » est retrouvée sur l'aortographie de profil. Ce défect augmente à l'expiration et diminue par contre à l'inspiration **(Figure 5.2)**.

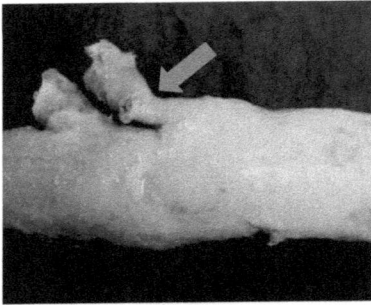

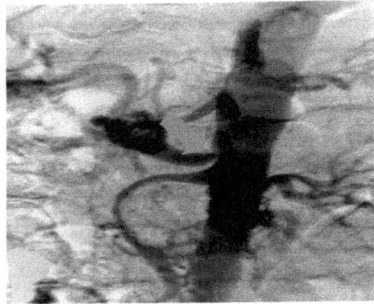

Figures 5.1, 5.2 – *Vues cadavérique et angiographique du syndrome de compression du ligament arqué*

Dissection artérielle

Il convient de distinguer les dissections aortiques qui s'étendent aux artères digestives, des dissections spontanées isolées des artères digestives. Le plan de clivage des dissections isolées des artères digestives passe entre l'intima et la limitante élastique interne, alors qu'il est entre le tiers externe de la média et ses deux tiers internes lors des dissections aortiques.

L'atteinte des artères digestives est possible dans les dissections aortiques de types I et III de la classification de DE BAKEY et de types A et B de la classification de STANFORD. À la phase aiguë, une dissection aortique peut entraîner une hypo perfusion, une ischémie aiguë, ou une rupture. Lors de la phase chronique, la dilatation du faux chenal peut engendrer la formation d'un anévrysme. Ces atteintes sont hors de propos dans ce travail.

Des dissections isolées des artères digestives, survenant en dehors d'une dissection aortique ou d'un contexte de maladie systémique, ont été occasionnellement reconnues comme une cause d'ischémie mésentérique chronique. Les dysplasies fibromusculaires et la médianécrose kystique représentent les principales causes de dissections non athéroscléreuses. Cette pathologie semble affecter plus fréquemment l'AMS que les autres axes digestifs[34, 40].

En 1947, BAUERSFELD [41] rapporta le premier cas et moins de 20 cas ont été publiés depuis. La revue de la littérature permet de retrouver 19 cas d'anévrysme disséquant isolé de l'AMS [42, 43], 13 cas de dissection des branches du TC [44] intéressant l'artère splénique, l'artère hépatique et l'artère gastrique gauche et 7 cas d'anévrysme disséquant du TC.

En 1985, KRUPSKI [40] décrivit le cas d'une patiente de 51 ans présentant une dissection spontanée de l'AMS entraînant une symptomatologie d'ischémie intestinale chronique.

Récemment, en 1993, SOLIS [42] rapporta le cas d'une patiente de 45 ans avec une dissection de l'AMS.

Il semble exister des facteurs histologiques et mécaniques favorisant l'apparition d'une dissection des AD. Une dysplasie fibro-musculaire a été authentifiée dans un cas d'anévrysme disséquant de l'artère hépatique. La média nécrose kystique, citée par les auteurs anglo-saxons en tant qu'entité alors qu'elle a tendance à être considérée comme une forme localisée de dysplasie fibro-musculaire, semble fréquemment retrouvée.

Généralement, ces dissections se situent de 1,5 à 3 cm de l'origine de l'AMS. L'atteinte préférentielle de l'AMS à ce niveau serait liée au fait que cette artère est soumise à des mouvements de cisaillement entre sa partie fixe rétro-pancréatique et sa partie mobile dans la racine du mésentère. Ce segment est le siège de multiples microtraumatismes liés aux variations positionnelles imposées par les mouvements intestinaux. De plus, KRUPSKI remarque dans son étude que plusieurs patients ont subi un accident de la voie publique avec une décélération brutale.

Le pronostic, autrefois sombre, des dissections des artères digestives a considérablement bénéficié de l'amélioration des techniques diagnostiques et thérapeutiques.

Neurofibromatose de VON RECKLINGHAUSEN

Il s'agit d'une maladie de localisation cutanée et neurologique où l'on note la présence de taches « café au lait », de neurofibromes cutanés ou sous-cutanés et de fibromes.

Les atteintes vasculaires au cours de la neurofibromatose de VON RECKLINGHAUSEN ne sont pas rares. Sur une série autopsique de 18 malades, SALYER[45] a observé 7 atteintes vasculaires. Il peut s'agir de lésions de la microcirculation, dans lesquelles des cellules fusiformes dérivées des cellules de Schwann infiltrent et rompent la media et l'intima, ou d'atteintes des gros troncs artériels. Dans ce dernier cas, on retrouve des sténoses et des coarctations affectant l'aorte abdominale haute et déterminées par une prolifération adventitielle et péri-adventitielle de neurofibromes qui lamine et comprime l'aorte et ses branches principales. Ailleurs, il s'agit d'anévrysmes liés à des ruptures médiales et intimales localisées. Mais les sténoses des artères rénales, l'insuffisance vasculaire cérébrale et les coarctations aortiques sont les lésions les plus fréquentes.

L'atteinte des artères digestives est rare. Les neurofibromes peuvent chez certains malades être localisés dans la sous-muqueuse intestinale. S'organisant depuis le plexus de MEISSNER en un réseau de fibres concentriques autour des artérioles et des capillaires, ils entraînent progressivement des sténoses et des occlusions responsables de l'ischémie mésentérique chronique. Le TC peut aussi être comprimé lorsque la maladie intéresse le plexus végétatif qui l'entoure. Les lésions proximales de l'AMS ou du TC semblent toujours s'accompagner de l'atteinte d'au moins une artère rénale. Des lésions occlusives de l'AMS ont été occasionnellement rapportées.

Fibrose rétro-péritonéale

Qu'elle soit primitive, secondaire à la prise de dérivés de l'ergot de seigle ou qu'elle le soit dans le cadre d'un anévrysme aortique inflammatoire, la fibrose rétro-péritonéale peut être responsable de lésions occlusives des artères digestives et notamment de l'AMS. Il s'agit habituellement d'une fibrose dense et majeure qui englobe progressivement les faces antérieures et latérales de l'aorte et parfois les artères rénales, les uretères ou les veines voisines.

Tumeurs rétro- ou intra-péritonéales

Une tumeur envahissant le rétro-péritoine ou développée dans la cavité péritonéale au sein des méso portant les artères à destinée digestive peut être la cause de lésions occlusives des artères digestives. Ces lésions peuvent être déterminées par une prolifération fibreuse péri-tumorale envahissant le mésentère, une compression des artères digestives par la tumeur elle-même, ou une hyperplasie des fibres élastiques intimales et adventitielles de ces artères au contact de la tumeur.

5.2.2.2 – CAUSES TOXIQUES

Elles sont plus volontiers impliquées dans l'ischémie intestinale aiguë que dans l'ischémie intestinale chronique. Mais, des cas d'angor intestinal ont été observés à la suite d'intoxications chroniques aux dérivés de l'ergot de seigle (ergotisme)[34] ou lors de toxicomanies à la cocaïne administrée par voie intraveineuse[46]. Dans ce dernier cas, la thrombose serait secondaire à l'hyperaggrégabilité plaquettaire et au vasospasme majeur induits par ce toxique.

5.2.2.3 – ARTERIOPATHIES

Dans la majorité des cas, les lésions anatomiques des artères digestives sont liées à une anomalie intrinsèque affectant directement la paroi. Ces anomalies peuvent être d'origine athéroscléreuse (cette étiologie, en raison de sa fréquence élevée, a été décrite dans un chapitre à part) ou non athéroscléreuse.

Les artériopathies surviennent habituellement dans un contexte particulier, ce qui en facilite la reconnaissance. Il s'agit des artérites radiques, inflammatoires (maladie de TAKAYASHU, maladie de BEHCET, PAN), de la thromboangéite oblitérante de BUERGER, ou les dysplasies. La lenteur d'installation des lésions, laissant le temps à une circulation collatérale de s'installer, explique là encore la rareté des symptômes digestifs au cours de ces pathologies.

Artérite radique

Les lésions occlusives radiques des artères digestives surviennent à distance d'une radiothérapie d'au moins 5000 rads réalisée pour traiter certaines hémopathies, un néphroblastome, un cancer gastrique ou testiculaire. Les malades concernés sont donc habituellement jeunes. Les lésions des artères digestives, affectant souvent deux des trois troncs principaux, sont volontiers symptomatiques. Il s'agit de lésions ostiales, courtes ou parfois plus distales. L'absence habituelle de collatéralité est frappante. Des lésions radiques du grêle peuvent être associées.

Artérites inflammatoires – Vascularites

Définition

Les vascularites (ou angéites) sont définies par l'inflammation de la paroi des vaisseaux. Leur classification prend en compte des critères histologiques et cliniques (taille des vaisseaux et topographie de l'atteinte vasculaire, nature de l'infiltrat inflammatoire, caractère systémique ou localisé). Les manifestations cliniques sont liées à l'occlusion ou à la rupture des vaisseaux atteints et à l'inflammation systémique médiée par les principales cytokines pro-inflammatoires.

Les vascularites peuvent s'observer dans des circonstances pathologiques diverses :
- **Primitives** : Périartérite noueuse, syndrome de CHURG et STRAUSS artérite de TAKAYASU, maladie de BUERGER, maladie de BEHCET.
- **Secondaires à une maladie inflammatoire** : lupus érythémateux disséminé.
Le diagnostic s'établit sur un faisceau d'arguments cliniques, biologiques, artériographiques et sur l'histologie.

De nombreuses classifications des vascularites ont été proposées. Actuellement, la taille des vaisseaux touchés (classification de CHAPEL HILL 1993) et le caractère primitif ou secondaire (classification adaptée de LIE 1990) sont les paramètres les plus utilisés.

Maladie de TAKAYASU

La maladie de TAKAYASU est une des rares vasculopathies de cause inconnue qui entraîne des lésions occlusives.

Elle est classée en cinq types en fonction des localisations lésionnelles principales[47] :

- **Type I** : localisation à la crosse aortique et à ses principales branches

- **Type II** : aorte thoracique descendante, aorte abdominale et principales branches

- **Type III** : association des deux précédents types

- **Type IV** : dilatation ou anévrysme des artères pulmonaires, association à des lésions cardiaques

- **Type V** : lésions périphériques isolées.

Les lésions occlusives décrites dans cette maladie peuvent s'étendre aux artères viscérales (mésentériques et rénales).

Les premières descriptions de lésions des artères digestives au cours de la maladie de TAKAYASU remontent aux années 50 [48-50]. Ces lésions exceptionnellement isolées, s'associent le plus souvent à une aortite. Elles se rencontrent dans les types II, III et V de la maladie. L'atteinte des artères digestives traduit généralement une forme évoluée de la maladie et s'accompagne presque toujours d'une atteinte de l'aorte et des artères rénales.

Leur incidence s'échelonne entre 28,5% et 46,3% selon les séries médicales[51, 52] ou chirurgicales[53]. Elles intéressent respectivement le TC, l'AMS et l'AMI dans 15,3%, 11,9% et 5,1% des cas. Il s'agit habituellement de lésions ostiales ou juxta ostiales, étendues sur un à deux centimètres et témoignant de l'atteinte associée de la paroi aortique. Ce type de lésion, qui respecte les branches distales, intéresse principalement le TC ou l'AMI et moins fréquemment l'AMS. Plus rarement, sur l'AMS, on observe des sténoses longues et irrégulières étendues au-delà des premières branches de division artérielle, dont la revascularisation est techniquement difficile.

L'évolution des lésions occlusives des artères digestives au cours de la maladie de TAKAYASU est habituellement lente, ce qui permet le développement d'une circulation collatérale efficace et explique leur caractère généralement asymptomatique. Les patients sont habituellement traités par une corticothérapie. Un traitement chirurgical n'est envisagé que dans les cas de thromboses ou d'anévrysmes artériels viscéraux.

Maladie de BEHCET

La maladie de Behçet est une maladie de système caractérisée par une uvéite, des aphtes buccaux et génitaux. En plus de cette triade classique, des manifestations cliniques peuvent se retrouver au niveau articulaire, neurologique, gastro-intestinal, cutané et vasculaire. L'atteinte vasculaire est surtout veineuse (chez 1/3 des malades). L'atteinte artérielle est inhabituelle, rare, touchant 2 à 5% des malades selon les séries[54].

Histologiquement, la maladie se caractérise par un infiltrat de cellules polynucléées et lymphoplasmocytaires. Les fibroblastes s'accumulent et provoquent un épaississement fibreux cicatriciel de l'intima et de la média, responsable de lésions occlusives. Les anévrysmes et faux anévrysmes, plus caractéristiques, semblent être liés à l'atteinte des vasa-vasorum qui détermine une ischémie localisée de la paroi artérielle. À terme, la paroi est le siège de perforations localisées plus ou moins étendues, responsables de faux anévrysmes sacciformes.

L'atteinte des artères digestives est rare au cours de la maladie de Behçet. Il peut s'agir de lésions occlusives ou anévrysmales.

En 1993, CHUBACHI [55] décrivit le cas d'un homme de 37 ans, présentant lors d'une maladie de Behçet une atteinte occlusive de l'artère mésentérique supérieure.

En 1997, une revue de la littérature [34] n'a retrouvé que trois lésions de l'AMS (deux sténoses et un anévrysme).

Thromboangéite oblitérante : maladie de BUERGER

La seule vascularite susceptible d'entraîner une atteinte proximale des artères digestives est la thromboangéite oblitérante ou maladie de BUERGER. Cette angiopathie touche préférentiellement les hommes, jeunes, fumeurs, entraînant des occlusions des artères de moyen calibre jusqu'aux extrémités. La claudication des membres inférieurs est le principal symptôme mais l'atteinte des artères digestives figure dans la description originelle de la maladie par BUERGER, elle reste toutefois exceptionnelle.

Plusieurs auteurs (WOLF [56], ITO [57]) ont présenté des cas d'atteinte mésentérique dans le cadre de cette vascularite.

En 1993 [58], une revue de la littérature a retrouvé 15 cas. Tous les malades (14 hommes) étaient de gros fumeurs et 13 d'entre eux présentaient des lésions périphériques associées. Dans quelques cas, les lésions occlusives se distribuaient sur les troncs artériels digestifs principaux, entraînant plus fréquemment une atteinte de l'intestin grêle que du colon.

Les caractéristiques histologiques de ces atteintes ont pu être étudiées sur des prélèvements après résection, on note des cellules rondes infiltrant les trois couches de la paroi vasculaire. L'atteinte des branches principales mésentériques et de l'aorte sous rénale est assez fréquente.

Périartrite Noueuse

C'est une vascularite systémique, décrite par KUSSMAUL et MAIER en 1866. Ele est caratérisée par une inflammation panpariétale avec nécrose fibrinoïde de la paroi des vaisseaux de petit et moyen calibre.

La périartérite noueuse peut toucher de façon comparable les hommes et les femmes, à tous les âges. Il s'agit d'une pathologie rare.

Son expression clinique se traduit par des manifestations ischémiques secondaires aux thromboses artériolaires. Elle réalise une maladie systémique et ses diverses manifestations sont le reflet de l'extension des lésions vasculaires. Des douleurs abdominales par ischémie mésentérique sont retrouvées dans 31% des cas.

Syndrome de CHURG ET STRAUSS

Il s'agit d'une vascularite systémique de la famille de la périartérite noueuse qui s'en différencie par la présence quasi constante d'un asthme, d'une atopie, d'une éosinophilie et d'une histologie caratéristique (vascularite nécrosante avec granulome éosinophile extravasculaire). Tous les signes cliniques de la périartérite noueuse peuvent être rencontrés au cours de ce syndrome.

Lupus Erythémateux Disséminé

L'incidence d'une vascularite au cours du LED est variable (entre 3 et 14% des patients). L'atteinte vasculaire lupique est le plus souvent le fait du syndrome des antiphospholipides, qui n'entraîne pas d'inflammation vasculaire. L'histologie permet de différencier ce syndrome de la vascularite lupique, qui est le plus souvent cutanée. Elle peut être systémique et prendre la forme d'une périartérite noueuse.

Dysplasie fibro-musculaire

Les dysplasies fibro-musculaires représentent une maladie polymorphe de la paroi artérielle, de répartition ubiquitaire. Selon l'histologie des lésions, on distingue les dysplasies fibro-musculaires médiales ou péri-médiales, intimales et adventitielles (rares). Les lésions peuvent affecter simultanément plusieurs segments artériels, séparés par des segments sains et plusieurs territoires artériels. Elles peuvent êtres occlusives ou anévrysmales et affectent l'ensemble des artères digestives et leurs voies de suppléance.

Les dysplasies fibro-musculaires sont une cause fréquente de lésions occlusives des artères digestives[59-61]. Il s'agit essentiellement de dysplasies péri-médiales (avec l'aspect en « chapelet ») et intimales. Elles représentent environ 5 à 15% des lésions rencontrées lors des revascularisations des artères digestives. Les dysplasies intimales sont responsables de sténoses longues et régulières. Toutes les artères digestives peuvent êtres touchées, mais il y a une prépondérance pour l'AMS, le TC venant en 2e position. Pour certains auteurs, des microtraumatismes répétés, exercés par le ligament arqué du diaphragme sur le TC, pourraient être à l'origine de la survenue d'une dysplasie fibro-musculaire localisée. De même, l'AMS dans son segment compris entre sa portion fixe rétro-pancréatique et sa portion mobile intra-mésentérique, serait soumise aux mêmes traumatismes favorisant la survenue d'une dysplasie.

Les dysplasies fibro-musculaires, médiales diffuses, représentent quant à elles, la troisième cause d'anévrysme des artères digestives.

5.2.2.5 – ANOMALIES CONGENITALES – VARIATIONS ANATOMIQUES

Le développement embryonnaire des artères digestives et leur disposition modale à l'âge adulte ont été décrits dans le chapitre précédent. Les variations anatomiques sont fréquentes et connues depuis de nombreuses années. Elles sont le fait de régressions incomplètes des dixième (TC), onzième, douzième et treizième (AMS) branches antérieures des arcs viscéraux. Pour chaque artère, la persistance d'un reliquat embryonnaire est un point d'appel au développement de lésions athéroscléreuses.

Anomalies du TC et de l'AMS

Nous retiendrons pour leur intérêt clinique essentiellement :

- l'agénésie du TC qui fait dépendre de la seule AMS la vascularisation de la plus grande partie du tube digestif et des viscères de l'étage sus-mésocolique

- les variations des anastomoses entre le TC et l'AMS : cela peut être l'absence d'une des deux arcades pancréatiques céphaliques ou la persistance d'une artère pancréatique dorsale.

La présence de lésions occlusives sur une artère unique, du fait d'une agénésie d'un ou de plusieurs axes principaux, ou un tronc commun entre deux artères peut expliquer l'apparition de symptômes d'ischémie mésentérique.

Anomalies de l'AMI

En général, il n'y a pas d'anomalies du tronc de l'AMI mais des variations des anastomoses entre les circulations coliques et rectales ou les communications inter-mésentériques. Ainsi, il existe une grande variabilité des connexions anastomotiques entre l'AMS et l'AMI (arcade de RIOLAN, arcade de VILLEMIN, artère marginale de DRUMMOND).

Anomalies aortiques

Les coarctations congénitales de l'aorte abdominale s'accompagnent parfois d'anomalies des branches viscérales à l'origine d'une ischémie mésentérique chronique[62].

6 – SYMPTOMATOLOGIE - CLINIQUE

6.1 – Signes fonctionnels

Le diagnostic clinique de l'ischémie mésentérique chronique est souvent fait tardivement, même lorsque la triade caractéristique (angor mésentérique, crainte de s'alimenter, amaigrissement) est présente en totalité. L'ensemble de ces signes n'est présent que lorsque les lésions sont évoluées. Devant des douleurs abdominales, chez un patient présentant des facteurs de risque cardio-vasculaire, il faut réaliser un interrogatoire précis pour relever des éléments en faveur d'une ischémie mésentérique chronique avant l'installation d'un état cachectique ou la survenue d'un infarctus intestinal. Le délai moyen entre l'installation des symptômes et le diagnostic est de 18 mois. En cas de récidive, les symptômes sont identiques.

6.1.1 – Douleur abdominale : ANGOR MESENTERIQUE

En 1918, BACELLI utilisa pour la première fois le terme « d'angor abdominal ».

En 1936, DUNPHY[6] décrivit la douleur abdominale de l'ischémie mésentérique chronique.

La douleur abdominale est le symptôme le plus précoce et le plus constant. Elle concerne en moyenne 94% des malades (74 à 100%[63]).

Il s'agit typiquement d'une douleur sourde en étau, péri-ombilicale ou épigastrique, irradiant occasionnellement vers le dos. Parfois on retrouve une crampe, une colique ou une douleur très aiguë.

Les relations entre la douleur et la prise alimentaire sont caractéristiques. La douleur débute environ 15 à 30 minutes après l'ingestion et s'estompe une à deux heures après. Sa sévérité et sa durée sont corrélées aux caractères quantitatif, calorique et lipidique du repas et au degré d'obstruction artérielle[22, 23, 64]. Au stade précoce de la maladie, lorsque les lésions sont modérées, la douleur n'apparaît que lors de repas importants. Au fur et à mesure de la progression des lésions, la douleur devient plus fréquente et survient après l'ingestion de faibles quantités d'aliments. Le patient tend alors à diminuer volontairement sa ration alimentaire entraînant une altération de l'état général. Le caractère constant de la douleur et sa survenue indépendante de la prise alimentaire doivent faire redouter l'imminence d'un infarctus intestinal.

Une douleur à type de crampe épigastrique et variable avec les changements de position est plus volontiers évocatrice d'une compression du TC.

La douleur est généralement résistante aux antalgiques. Les antispasmodiques et les antalgiques courants n'apportent pas d'apaisement, seuls les opiacés ont une action.

6.1.2 – Crainte de s'alimenter

Le caractère récurrent des douleurs post-prandiales amène progressivement les malades à changer leurs habitudes alimentaires. Initialement, ils réduisent leur consommation d'aliments qu'ils jugent responsable des douleurs, en invoquant leur caractère hypercalorique ou hyperlipidique. Puis ils fractionnent leurs repas et réduisent progressivement les quantités ingérées. À terme, s'installe une véritable crainte de s'alimenter qui conduit à une dénutrition sévère et une cachexie.

6.1.3 – Amaigrissement

Il est quasiment toujours présent, plus ou moins marqué selon le degré d'évolution de la maladie.

L'amaigrissement résulte d'une dénutrition volontaire et non d'une malabsorption. Il témoigne du caractère avancé de la pathologie lors du diagnostic. En moyenne, 78%[22] des malades sont amaigris et ont perdu, selon l'ancienneté des douleurs et de la diète, environ 10 à 15 kg[65]. À l'extrême, l'amaigrissement peut atteindre 25% du poids total. Il peut longtemps être minimisé par les malades qui l'acceptent, plutôt que de souffrir en s'alimentant.

6.1.4 – Symptômes associés et atypiques

En dehors de la triade caractéristique décrite plus haut, l'ischémie intestinale chronique peut être responsable de symptômes variables. On peut retrouver une diarrhée (35%), des nausées ou vomissements (29%) et une constipation (21%)[22]. Certains cas sont révélés par des ulcères gastro-duodénaux réfractaires ou des gastrites chroniques. Cette sémiologie n'est cependant pas spécifique, elle n'oriente pas le diagnostic, mais permet de conforter les hypothèses émises.

6.1.5 – Localisation des douleurs

La présentation clinique dans l'ischémie intestinale chronique dépend du territoire principalement affecté. Les symptômes classiques sont rapportés à la souffrance jéjuno-iléale et colique droite, vascularisés par l'AMS. Les symptômes liés à la souffrance des organes sus-mésocoliques, vascularisés par le TC, sont plus rares. Ils incluent des nausées et vomissements à la vue ou à l'odeur des aliments, des douleurs de l'hypochondre droit, un ballonnement abdominal et une anorexie. Une gastroparésie et des micro-ulcérations diffuses superficielles gastriques en sont à l'origine. L'ischémie colorectale quant à elle, liée à l'atteinte de l'AMI, est suspectée par la mise en évidence de constrictions de la muqueuse chez un malade souffrant de diarrhée ou de constipation[22, 23, 66].

6.2 – Signes physiques

L'examen physique est malheureusement aspécifique et pauvre ; le diagnostic d'ischémie mésentérique chronique est donc le plus souvent un diagnostic d'élimination. Les signes physiques les plus objectifs lors de l'examen d'un malade concernent l'amaigrissement et l'état de dénutrition.

Il est fréquent que le malade se présente d'emblée dans un état cachectique, ce qui en présence de douleurs profondes oriente initialement vers la recherche d'une néoplasie, expliquant la fréquence élevée de retards de diagnostic.

La palpation localise difficilement l'origine des douleurs. De plus, elles semblent disproportionnées alors que l'examen abdominal est sub-normal.

Le seul signe d'orientation est souvent un souffle abdominal. Il est présent chez environ 60% des malades (21 à 100%). Il s'agit habituellement d'un souffle systolique abdominal haut, maximal à mi distance entre l'ombilic et l'appendice xiphoïde, en regard du trajet de l'AMS[64]. Ce signe très inconstant a une valeur diagnostique médiocre. Il peut traduire tant l'existence de lésions des artères digestives que des artères rénales ou de l'aorte, chez des malades sans ischémie intestinale chronique mais ayant des facteurs communs de risque vasculaire. Il peut également être rencontré chez des sujets jeunes asymptomatiques. Renforcé au cours de l'inspiration profonde, il évoquerait alors plutôt l'existence d'un conflit phréno-cœliaque, sans qu'aucun caractère pathologique puisse lui être attribué.

Enfin, chez ce type de patients ayant un terrain athéromateux, on recherche également d'autres signes stigmatisant d'autres localisations pathologiques, avec la palpation et l'auscultation systématiques de tous les pouls périphériques.

6.3 – Diagnostics différentiels

Devant les douleurs solaires, c'est habituellement vers la recherche d'un cancer du pancréas que s'oriente le bilan initial. Sinon, les douleurs, la gastroparésie et la dyskinésie biliaire évoquent en premier lieu une pathologie ulcéreuse gastro-duodénale (qui peut toutefois coexister) ou une pathologie hépatobiliaire. Ainsi, un bilan exhaustif des douleurs, une laparotomie exploratrice ou une cholécystectomie ont souvent été déjà pratiqués lorsque le malade consulte pour la première fois.

7 – PARACLINIQUE – EXAMENS COMPLEMENTAIRES

En pratique, le diagnostic d'ischémie mésentérique chronique est un diagnostic d'élimination. Bien souvent, le patient se présente avec un tableau clinique associant des douleurs abdominales et un amaigrissement. La démarche diagnostique veut donc que soient éliminées en premier lieu des pathologies hépatobiliaires beaucoup plus communes.

7.1 – Evaluation générale

Fréquemment, le malade se présente d'emblée avec les résultats du bilan étiologique des douleurs abdominales et de l'amaigrissement.

L'échographie abdominale, souvent prescrite de première intention à la recherche d'une pathologie hépatobiliaire ou d'une masse abdominale, n'est pas contributive pour le diagnostic d'ischémie mésentérique chronique.

L'endoscopie œso-gastro-duodénale montre parfois la présence d'ulcérations muqueuses diffuses et superficielles résistant au traitement antisécrétoire habituel. Comme l'entéroscopie au niveau jéjunal, elle permet d'obtenir des biopsies de la muqueuse duodénale qui montrent parfois une atrophie villositaire et une inflammation chronique peu spécifiques. Pour le bilan des troubles du transit, une **coloscopie** peut être réalisée. Cet examen est plus utile pour éliminer une colite ischémique que pour réaliser un diagnostic positif d'ischémie mésentérique.

Le transit œso-gastro-duodénal n'a pas d'intérêt diagnostique. **La radiographie de l'abdomen sans préparation (Figure 7.1)** manque aussi de spécificité et de sensibilité. Il permet tout au plus de déceler des calcifications aortiques athéromateuses ou anévrysmales et des calcifications des artères digestives.

C'est au final l'examen **tomodensitométrique** qui apporte le plus d'éléments. On retrouve peu de signes directs en faveur d'une ischémie mésentérique, mais il permet d'éliminer d'autres causes de douleurs abdominales, en particulier d'origine pancréatique, d'évaluer l'athérosclérose aortique et les calcifications des ostia des artères digestives et d'apprécier la circulation collatérale. L'évolution technique du matériel radiologique récent permet d'obtenir des reconstructions 3D satisfaisantes de l'aorte et des artères viscérales, après injection de produit de contraste.

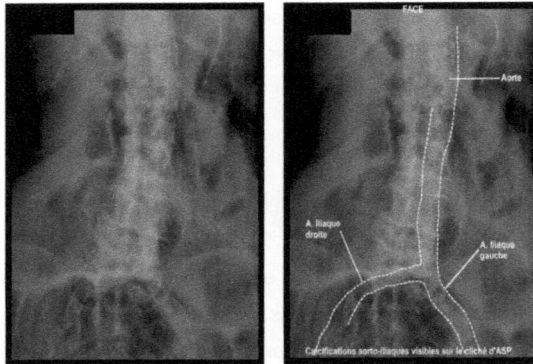

Figure 7.1 – *Calcifications sur l'ASP*

7.2 – **Examens biologiques**

Aucun marqueur n'est spécifique de l'ischémie intestinale chronique.

On retrouve habituellement une hypoalbuminémie, une hypoprotidémie, une hypocholestérolémie, une anémie, une leucopénie et une lymphopénie témoignant de l'état de dénutrition et d'immunosuppression après une évolution importante de l'ischémie[22, 23].

Les tests évaluant la fonction d'absorption sont nombreux. Les dosages des graisses fécales, les taux sériques de vitamine B12 et β-carotène, et le test au D-xylose ne sont pas recommandés en routine. Même perturbés, leurs résultats n'indiquent pas de relation entre les symptômes d'ischémie mésentérique, les lésions artérielles et la malabsorption. En général, s'il existe une malabsorption, elle est due à une cause associée à l'ischémie[64].

7.3 – Imagerie des artères digestives

L'exploration des artères digestives et la caractérisation des lésions viscérales intra-abdominales ont longtemps été le domaine exclusif de l'angiographie et de la laparotomie.

Les progrès de l'imagerie en coupe (échographie, échographie doppler, tomodensitométrie, IRM…) permettent non seulement l'exploration de l'aorte et de ses collatérales viscérales mais aussi la visualisation directe du retentissement d'un trouble de perfusion sur les viscères.

Si l'angiographie garde un rôle diagnostique, surtout dans le cadre d'explorations d'hémorragies digestives, son rôle est essentiellement thérapeutique pour réaliser des désobstructions par angioplastie ou mise en place de stents ou des dévascularisations par embolisation.

7.3.1 – Echographie-doppler pulsé[67]

L'exploration ultrasonore des artères digestives est réalisable depuis plus de 20 ans. Les progrès technologiques ont permis d'en augmenter la faisabilité, la sensibilité et la spécificité. L'avantage de cet examen est son innocuité, son faible coût et sa reproductibilité. Cette technique permet d'établir un diagnostic hémodynamique. L'analyse hémodynamique par examen doppler permet d'objectiver l'ischémie mésentérique et de la corréler à une ou plusieurs lésions. En l'absence de perturbation hémodynamique, elle peut éliminer une cause ischémique malgré une symptomatologie évocatrice.

L'échographie couplée au doppler est devenue un examen très performant dans des mains entraînées. Plus encore que dans les autres territoires, elle dépend de la compétence de l'opérateur à rechercher et interpréter des informations complexes. Ces conditions peuvent être réunies par une formation spécifique et approfondie à la technique et à la pathologie. Cet examen est de plus tributaire d'une fenêtre acoustique restreinte en cas d'iléus réflexe.

7.3.1.1 – Conditions d'examen

Matériel et conditions de faisabilité

L'imagerie anatomique est obtenue par l'échographie en mode B. Les flux sanguins sont repérés et analysés en mode doppler continu, pulsé, couleur ou puissance. Les méthodes récentes, destinées à améliorer la puissance du signal doppler au moyen de produits de contraste injectés par voie intraveineuse, font perdre à cet examen, un de ses atouts majeurs, son caractère non invasif. Elles ne présentent d'intérêt que dans de rares situations (obésité, météorisme).

Les sondes sectorielles mécaniques ou électroniques sont les mieux adaptées en raison de l'étroitesse de leur porte d'entrée, permettant de réduire les interfaces gazeuses et de mieux déprimer localement la paroi abdominale. Les fréquences doivent être les plus élevées possibles, dans les limites de la profondeur des vaisseaux étudiés. Le doppler pulsé est indispensable en raison de sa puissance de pénétration en profondeur. Le mode doppler continu est souhaitable en raison de sa bonne résolution vélocimétrique. Les modes doppler couleur et puissance peuvent être utiles, surtout pour identifier les voies de suppléance[68].

Patient

Le malade doit être examiné à jeun après avoir suivi un régime sans résidus ou un traitement par charbon actif (Carbosylane© : 1 sachet /j, 3 jours avant l'examen) sinon l'encombrement digestif par les gaz et les matières risque de s'opposer à la bonne transmission des ultrasons. Le patient est positionné en décubitus dorsal demi-assis pour détendre la paroi abdominale. Le passage en décubitus latéral droit et gauche permet de déplacer ou de contourner un obstacle aux ultrasons, de visualiser l'artère splénique distale par voie trans-splénique et l'artère hépatique ou l'aorte cœliaque et supra-cœliaque par voie trans-hépatique. L'appui sur la sonde contre la paroi abdominale doit être ferme, il réduit la profondeur des vaisseaux rétro péritonéaux et permet souvent d'écarter les anses digestives ou de déplacer les interfaces gazeuses. La sonde doit pivoter dans tous les axes passant par le vaisseau examiné pour obtenir une incidence d'étude optimale.

7.3.1.2 – Repérage des lésions occlusives et évaluation de l'ischémie[69, 70]

Aspects anatomiques

Les plaques d'athérosclérose sont d'autant mieux visualisées qu'elles sont proches de la sonde. Elles sont très échogènes en raison de leur calcification. Parfois, ces lésions ne sont pas visualisables et ne sont reconnues indirectement que lorsqu'elles entraînent des perturbations hémodynamiques. L'imagerie de flux obtenue par doppler couleur ou puissance peut visualiser la lumière circulante. Les cônes d'ombre provoqués par les calcifications et le faible calibre des vaisseaux sont les facteurs limitants de l'examen, surtout au regard du pouvoir de résolution des fréquences basses nécessaires pour explorer ces profonds vaisseaux. L'imagerie de flux, peu utile à la mesure anatomique des sténoses de vaisseaux petits et profonds, peut aider à leur localisation. L'injection d'un produit de contraste facilite le repérage sans améliorer la résolution spatiale.

Aspects Hémodynamiques

L'hémodynamique normale et pathologique des artères digestives obéit aux règles générales de l'hémodynamique. Les variations de vitesse circulatoire en un point sont proportionnelles aux variations de débit. Le rapport des vitesses circulatoires entre deux points d'une conduite continue est proportionnel au rapport des calibres entre ces deux points, ce qui permet théoriquement la mesure du pourcentage de sténose.

Le débit d'un flux, ou sa vitesse augmentent avec la pression artérielle et diminuent avec les résistances à l'écoulement, et inversement **(Figure 7.2)**.

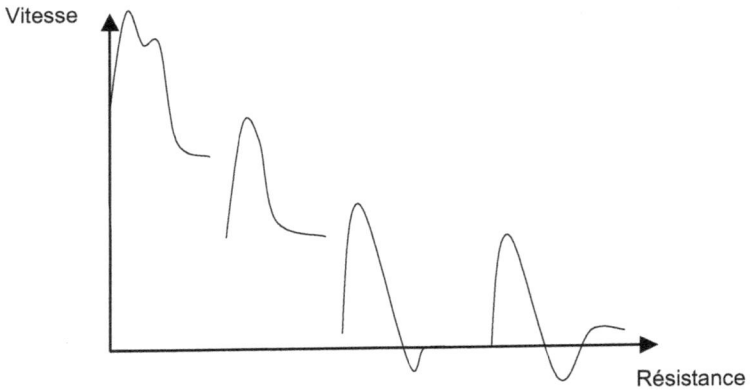

Figure 7.2 – *Variations des vitesses en fonction des résistances circulatoires d'aval.*

La résistance à l'écoulement sur un segment de conduite ou perte de charge (P1-P2) est régie par la Loi de Poiseuille, elle est proportionnelle à 8 fois sa longueur, à la vitesse et à la viscosité du fluide, et inversement proportionnelle à son rayon à la puissance quatrième **(Figure 7.3)**. Elle augmente également avec l'irrégularité et la rigidité des parois.

<u>Loi de Poiseuille</u>

P1 - P2 = $vs \times 8\, l\, \mu\, /\, r^4$

P1 - P2 : perte de charge ; P1 : pression d'amont ; P2 : pression d'aval
vs : vitesse de flux de sténose ; l : longueur de sténose ; μ : viscosité
 r : rayon de la sténose

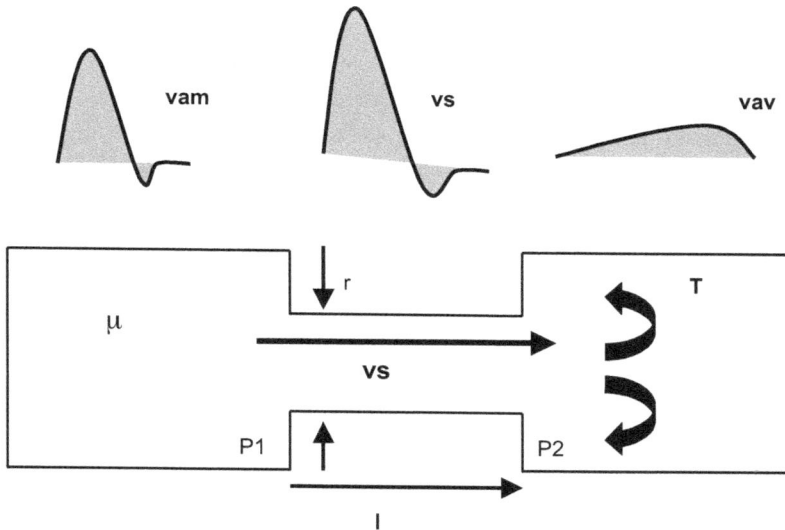

Figure 7.3 – *Variation des vitesses et perte de charge en amont, au niveau ou en aval des sténoses.*

Vam : Vitesse du flux d'amont ; **Vav** : Vitesse du flux d'aval ; **T** : Turbulences

Le débit est égal au produit de la vitesse par la surface de section. Pour ces raisons, la seule mesure de vitesse ne peut rendre compte du calibre que si le débit est connu. Une simple variation de débit liée à une modification de la pression artérielle, de la viscosité ou des résistances d'aval entraîne une variation de la vitesse de flux alors que le calibre reste constant.

La fiabilité des mesures des sténoses par la mesure isolée des vitesses n'est possible en clinique que si les débits restent sensiblement constants d'un sujet à l'autre et d'un moment à l'autre chez le même sujet.

Le pourcentage de sténose, évalué par la mesure du rapport de vitesse entre le point supposé sténosé et un point d'aval, demande l'absence de collatérales entre ces deux points. Ces deux dernières mesures (comme l'imagerie de flux et l'artériographie)

ne permettent pas de juger du retentissement des sténoses sur les pressions et les débits d'aval, qui sont les véritables facteurs de la vascularisation des tissus et donc de l'existence d'une ischémie.

La pression n'est pas directement mesurable par doppler, cependant une chute de pression entre deux points est proportionnelle à la perte de charge qui la provoque. **Cette perte de charge se traduit par une démodulation** (amortissement) de la vitesse du flux quand il est pulsé (intermittent ou discontinu) et s'accompagne de turbulences. Elle augmente avec la pression artérielle et avec la baisse des résistances d'aval. En fait, elle est donc proportionnelle au gradient de pression. La démodulation se traduit à l'écran par un amortissement des pics systoliques et à l'oreille par un allongement des accélérations.

Une quantification peut être faite par la **mesure du temps de montée systolique** (et non par la mesure de la pente d'accélération qui dépend de l'incidence du faisceau d'ultrasons) **(Figure 7.4).**

Vitesse

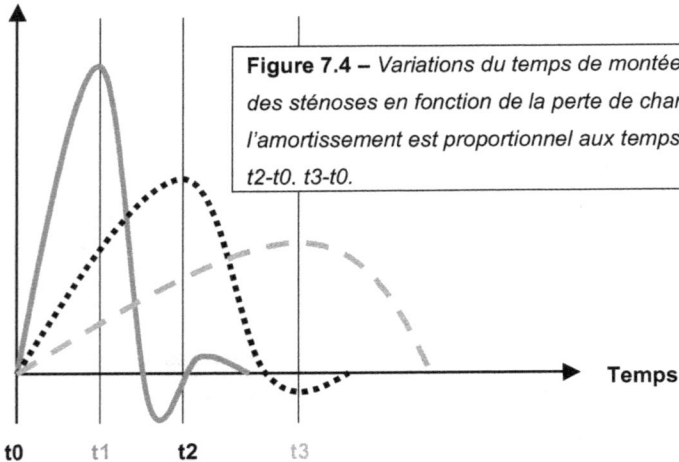

Figure 7.4 – *Variations du temps de montée systolique en aval des sténoses en fonction de la perte de charge : l'amortissement est proportionnel aux temps de montée t1-t0, t2-t0. t3-t0.*

Temps

t0   t1   **t2**   t3

Une sténose hémodynamiquement significative est donc une sténose qui entraîne une démodulation de la vitesse, témoin de la perte de charge et de pression. Dans le cas contraire, une sténose reste hémodynamiquement non significative quel que soit son calibre.

Les épreuves fonctionnelles agissent par diminution des résistances micro circulatoires d'aval, ce qui a pour effet d'augmenter le gradient de pression et donc la vitesse jusqu'à des valeurs entraînant une perte de charge. Ainsi, on peut dire d'une sténose qui n'entraîne pas de perte de charge au repos, mais à l'effort, qu'elle n'a d'incidence hémodynamique significative qu'à l'effort. Une sténose très serrée peut être hémodynamiquement non significative et donc non ischémiante si elle est très courte (en diaphragme), tandis qu'une sténose moins serrée, plus longue et irrégulière, peut l'être, conformément à la loi de Poiseuille. Il reste à définir la valeur seuil de perte de charge susceptible d'entraîner une souffrance tissulaire. L'expérience quotidienne de mesure de la perte de charge comme dans les artériopathies des membres inférieurs montre qu'elle doit être importante pour donner lieu à une symptomatologie fonctionnelle (claudication). L'artériopathie digestive est remarquable par la fréquence des lésions sténosantes pourtant hémodynamiquement significatives n'engendrant pas d'ischémie. C'est pourquoi on ne retient pour ischémiantes que les lésions responsables d'une importante perte de charge.

Les régimes circulatoires se caractérisent selon qu'ils sont à hautes ou basses résistances, variables ou constants, turbulents ou laminaires. Le flux diastolique est inversement proportionnel à la valeur des résistances micro-circulatoires d'aval. Les hautes résistances annulent le flux diastolique et génèrent un bref reflux proto-diastolique. Les flux turbulents produisent une dispersion anarchique des vecteurs vitesse provoquant une dilatation post-sténotique ainsi qu'une perte de charge en aval. Les régimes sont laminaires en l'absence de turbulence et les vecteurs vitesse sont tous parallèles à la direction du flux.

Parmi les nombreux paramètres initialement proposés, **le pic de vélocité systolique[71] et la vélocité du flux diastolique sont les deux mesures les plus utilisées pour déterminer le degré de sténose artérielle (Figure 7.5).**

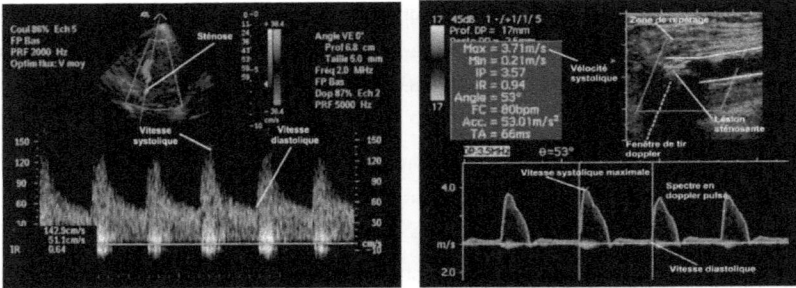

Figure 7.5 – *Paramètres hémodynamiques échographiques*

Aspects iconographiques

La représentation des données de l'échographie doppler par des photographies, même en couleur, n'est pas suffisamment riche en informations et trop sujette aux artéfacts **(Figure 7.6)**. Elle n'a pas de valeur diagnostique. Éventuellement, un enregistrement vidéo de tout l'examen peut restituer le dynamisme de l'exploration.

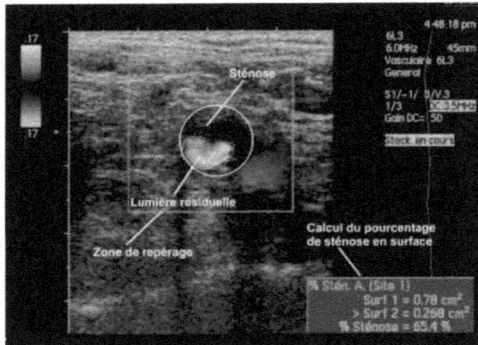

Figure 7.6 – *Echographie-doppler d'une sténose*

7.3.1.3 – Repérage des artères digestives, hémodynamique normale et pathologique

Aorte abdominale

Il est indispensable de réaliser son analyse avant celle des artères digestives auxquelles elle donne naissance et dont elle peut entraîner la pathologie. On réalise des incidences axiales et transversales antérieures, latérale gauche et droite, « sous-péritonéale », trans-hépatique et trans-splénique. Le régime normal est laminaire, à résistances modérément élevées.

Tronc cœliaque

Il est repéré par voie antérieure selon des incidences axiales et transversales juste sous l'appendice xiphoïde. Il est facilement reconnu par sa division rapide en T. L'estomac en réplétion peut faire obstacle à sa visualisation. Il est alors utile de réaliser une incidence oblique en arrière et en haut avec un point d'entrée ultrasonore plus bas.

Le régime normal est à basse résistance avec un flux systolique de 0,8 à 1 m/s et diastolique de 0,2 à 0,3 m/s, voisin de celui des carotides internes. Il varie peu avec la digestion et dépend essentiellement des résistances hépatiques et spléniques qui sont toujours basses. Il ne répond donc pas au repas dit « d'effort ». Sa forte angulation avec l'aorte et le ligament arqué du diaphragme peut générer des vitesses plus élevées et des turbulences, plus souvent responsables d'ectasie post-sténotique que d'ischémie vraie. Les sténoses peuvent engendrer des vitesses supérieures à 2 m/s. Pour MONETA[24, 71, 72], **un PVS supérieur à 2 m/s dans le TC témoigne d'une sténose angiographique supérieure à 70%,** l'examen étant réalisé en dehors de toute période post-prandiale. **Une vitesse de flux diastolique supérieure à 55 cm/s dans le TC est également prédictive d'une sténose angiographique supérieure à 50%**[73, 74].

Elles ne sont hémodynamiquement significatives que lorsqu'elles retentissent sur le flux au niveau de ses branches, flux qui peut être amorti, voire inversé (artère hépatique). En cas d'occlusion, le flux est nul dans le tronc tandis qu'il est plus ou moins amorti ou inversé au niveau des branches, selon la valeur des suppléances. **L'inversion de la direction du flux dans les artères hépatiques et spléniques est donc un critère indirect de sténose hyperserrée ou d'occlusion du TC**[24, 74].

Ensuite on repère ses branches :
- **artère coronaire stomachique** : elle est de petit calibre et d'un faible intérêt diagnostique. Elle est souvent difficile à visualiser
- **artère splénique** : branche gauche du TC, visible sur ses premiers centimètres par une incidence antérieure axiale et transversale. Son repérage est aussi possible en aval et à sa terminaison par voie trans-splénique, où il est facilité en mode doppler par son flux laminaire et à basse résistance qui se dirige vers la rate. Son flux peut être amorti en cas de sténose hémodynamiquement significative ou d'occlusion du TC. Les vitesses peuvent être très élevées, supérieures à 1,8 m/s en cas de splénomégalie ou de FAV
- **artère pancréatique** : première branche de l'artère splénique, de petit calibre et de faible intérêt diagnostique, elle est souvent difficile à visualiser
- **artère hépatique commune** : c'est la branche droite du TC, elle est visible par une incidence antérieure axiale et transversale ou trans-hépatique. Son flux laminaire et à basse résistance se dirige vers le foie. En cas de sténose hémodynamiquement significative ou d'occlusion du TC, son flux peut être amorti ou inversé et alimenté alors par l'AMS via l'artère pancréatico-duodénale puis l'artère gastro-duodénale (arcade de Rio Branco) **(Figure 7.7)**
- **artère hépatique propre** : c'est une branche de division de l'artère hépatique commune, elle est visible facilement par voie trans-hépatique antérieure ou latérale droite, en avant du tronc de la veine porte. Son flux laminaire et à basse résistance se dirige vers le foie. En cas de sténose hémodynamiquement significative ou d'occlusion du TC, il peut être amorti

- artère gastro-duodénale : c'est une branche de division de l'artère hépatique commune, de petit calibre et de faible intérêt diagnostique, elle est souvent difficile à individualiser, sauf lorsqu'elle est pathologique ou surtout suppléante (arcade de Rio Branco). Elle devient alors facilement repérable en mode doppler couleur par son flux rapide ou inversé **(Figure 7.7)**

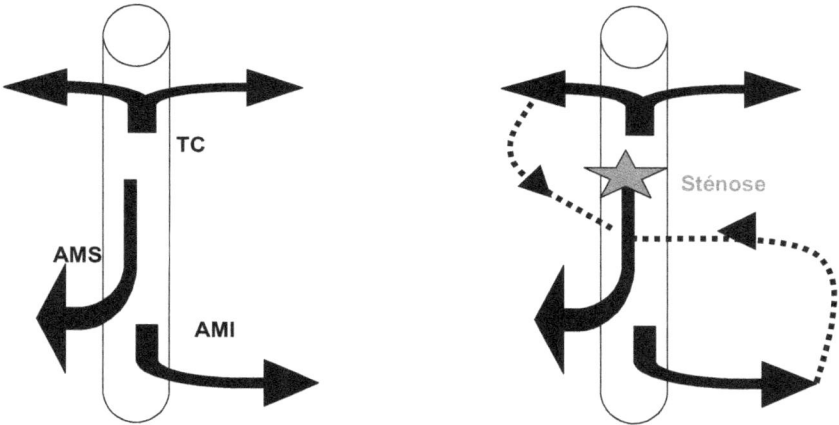

Figure 7.7 – *Suppléances repérables en échographie doppler dans les lésions occlusives des artères digestives.*

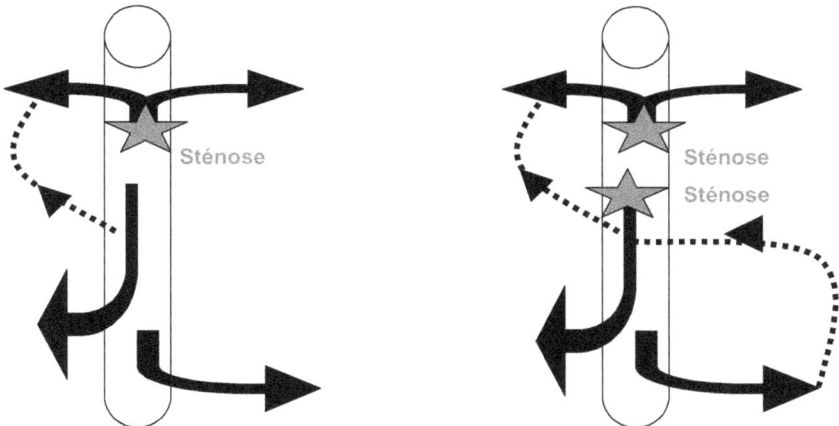

83

Artère Mésentérique Supérieure

Elle naît immédiatement sous le TC, ou d'un tronc commun avec ce dernier. Elle est facile à repérer en incidences antérieures axiales et transversales sur ses premiers centimètres où elle chemine à droite de la veine mésentérique supérieure. Elle est plus difficilement repérée en aval, du fait d'un calibre plus réduit, et n'est visualisée correctement qu'en mode doppler couleur. Elle se dirige en bas, en avant et plus ou moins à droite ou à gauche de l'aorte.

Le régime normal est laminaire à résistance intermédiaire, proche de celui des carotides primitives, avec des **vitesses systoliques d'environ 0,8 à 1,2 m/s à jeun et de 1,6 à 1,8 m/s au cours de la digestion**. Le flux diastolique est faible, 0 à 0,1 m/s à jeun et 0,4 m/s lors de la digestion[75]. Les sténoses serrées peuvent atteindre des valeurs de vitesses systoliques supérieures à 2,5 m/s. **Pour MONETA[24, 71, 72], un PVS supérieur à 275 cm/s dans l'AMS témoigne d'une sténose supérieure à 70%, en dehors de la période post-prandiale.** Elles ne doivent pas être confondues avec un hyper débit de suppléance vers le TC via l'arcade de Rio Branco qui peut donner des vitesses équivalentes **(Figure 7.7)**. Les repas d'épreuve peuvent conforter le diagnostic d'ischémie digestive quand les flux, déjà perturbés à jeun, sont peu ou pas modifiés après l'absorption de 800 calories sous forme liquide et traduisent leur inadaptation à l'effort de digestion. Les flux d'aval sont d'autant plus amortis et réduits que la sténose est hémodynamiquement plus significative et que les suppléances sont moins développées.

Ensuite on repère ses branches :

- **artère pancréatico-duodénale :** c'est la première branche de division de l'AMS, de petit calibre et de faible intérêt diagnostique, elle est en plus souvent difficile à individualiser sauf lorsqu'elle est pathologique ou surtout suppléante. Elle devient alors facilement repérable en mode doppler avec un régime de vitesse élevée et turbulent parfois inversé **(Figure 7.7)**

- **artères coliques supérieure, moyenne et inférieure droites** : elles naissent successivement et de haut en bas du bord droit de l'AMS. De petit calibre et de faible intérêt diagnostique, elles sont souvent difficiles à individualiser.

Artère Mésentérique Inférieure

Elle naît du bord gauche de l'aorte sous rénale, deux à trois centimètres en amont du carrefour aorto-iliaque, et se dirige en bas et à gauche. Habituellement de petit calibre, elle est plus facile à repérer en mode doppler couleur, sauf lorsque son calibre est augmenté par un débit de suppléance et lorsqu'elle se prolonge par une arcade de Riolan dilatée.

Arcade bordante

Elle n'est pas correctement visualisable avec la technologie actuelle. Elle pose le problème des ischémies coliques sans lésion hémodynamiquement significative des artères digestives, marquées parfois par des résistances circulatoires distales élevées.

Collatéralité (Figure 7.7)

Les arcades de Rio Branco (artère pancréatico-duodénale / artère gastro-duodénale) et de Riolan (artère colique supérieure gauche / artère mésentérique inférieure) ne sont pas faciles à distinguer chez le sujet normal. Elles le deviennent en mode doppler couleur lorsque les suppléances sont actives.

7.3.1.4 – Sensibilité et spécificité

Dans toutes les localisations, les vitesses ont une valeur indicative forte quant à la présence de sténoses des artères digestives. Cette valeur reste cependant insuffisante en raison de faux-positifs (vitesse élevée pour les FAV, et au niveau des suppléances) et de faux-négatifs (vitesse effondrée en cas de résistances d'aval élevées). Leur interprétation doit tenir compte de ces causes qui doivent toujours être recherchées.

La détection des sténoses de plus de 70% se fait pour des vitesses systoliques de 2 m/s pour le TC et de 2,75 m/s pour l'AMS (Tableau 1). Ces critères, établis à partir des données rétrospectives et prospectives[70] sont actuellement admis. Le pic de vélocité systolique est à lui seul un excellent indicateur de sténose artérielle. Un PVS supérieur à 275 cm/s dans l'AMS et supérieur à 200 cm/s dans le TC annonce une sténose de 70 à 100% avec une sensibilité de 89% et spécificité de 92% et une valeur prédictive positive (VPP) de 80% pour l'AMS et de respectivement 75%, 89%, 85% pour le TC[71].

		Sensibilité %	Spécificité %	VPP %	VPN %
TC	Moneta	87	80	63	94
	Lim	100	87	57	100
AMS	Moneta	92	96	80	99
	Lim	100	98	93	100

Tableau 1 – *Sensibilité, spécificité et prédictivité de l'échographie doppler dans la détection des sténoses du TC et de l'AMS, d'après Moneta[70] et Lim[76].*

Les vitesses ne préjugent pas de l'incidence hémodynamique et du caractère ischémiant d'une lésion. **Seule l'appréciation de la perte de charge, par la mesure du temps de montée et de l'amortissement des pics systoliques, peut contribuer au diagnostic d'ischémie mésentérique.** L'analyse des suppléances et du caractère hémodynamique de chaque lésion oriente la stratégie thérapeutique par une cartographie hémodynamique de la circulation digestive.

7.3.1.5 – Test d'effort mésentérique en écho-doppler

Afin de détecter des sténoses moins serrées et de les classer selon leur sévérité, en fonction de leur retentissement hémodynamique, certains auteurs[77] ont proposé de sensibiliser l'examen en l'effectuant après un repas test calibré ou une injection de glucagon, à la manière d'une « épreuve d'effort mésentérique ». Les sujets reçoivent un repas standard de 800 kcal contenant 90g d'hydrate de carbone et 35g de protéines et de lipides. Les dopplers pré- et post-prandial sont réalisés par le même opérateur. Normalement après les repas, le pic de vitesse systolique augmente, atteignant son acmé 40 minutes après le repas. L'idée de cette sensibilisation par l'effort repose sur la notion d'absence d'augmentation du débit sanguin intestinal post-prandial, observée en présence de lésions artérielles digestives.

En pratique, malgré une méthodologie plus complexe et une durée d'examen plus longue, l'échographie-doppler avec épreuve mésentérique n'est pas plus sensible pour la détection des sténoses de grade modéré que l'examen fait à jeûn[24, 68]. La richesse de la collatéralité explique vraisemblablement que l'examen ne permette pas de distinguer le caractère physiologique ou pathologique des variations de débit intestinal.

7.3.1.6 – Conclusion

Si les critères de reconnaissance ne se limitent pas aux standards de la littérature (la vitesse) mais s'associent à des paramètres correctifs (résistance d'aval et collatéralité), l'échographie doppler des artères digestives permet de reconnaître les lésions occlusives avec un excellent degré de fiabilité, comparable aux données de l'artériographie. Son taux de faisabilité est accru par une bonne préparation digestive (l'examen est gêné par les interpositions gazeuses, l'obésité et les antécédents chirurgicaux) et la multiplication des incidences. L'échographie-doppler a l'exclusivité de l'évaluation du caractère hémodynamique significatif (ischémiant) de chaque lésion et de la valeur des suppléances en toute innocuité. Elle est ainsi décisive pour le diagnostic d'ischémie digestive et fournit des éléments précieux pour la stratégie de revascularisation. L'examen est malheureusement opérateur-dépendant. Ce handicap disparaît avec la compétence contrôlée et reconnue de l'opérateur.

7.3.2 – Tomodensitométrie[78]

La tomodensitométrie permet dans un premier temps d'éliminer les diagnostics différentiels, notamment les pathologies pancréatiques. Grâce à de récents progrès techniques, l'exploration des pathologies digestives a été améliorée.

Elle a en effet bénéficié de progrès décisifs comme l'acquisition hélicoïdale qui permet l'exploration volumique de la cavité abdominale en une seule apnée et exploite au mieux le rehaussement vasculaire après injection de produit de contraste iodé.

Les protocoles d'acquisition doivent être adaptés à la pathologie étudiée, mais le meilleur compromis est réalisé par une colimation (épaisseur nominale de coupes) de 3 à 5 mm, un pitch (vitesse de déplacement de la table sur la colimation) de 1 à 2 cm/s et des intervalles de reconstruction de 50% inférieurs à l'épaisseur des coupes nominales.

La densité en iode du produit de contraste est en général de 320 mg/ml et la quantité d'iode injectée est de l'ordre de 2 ml/kg, sans dépasser 150 ml. Le débit d'injection varie de 2 à 3,5 cc/s. Idéalement, l'acquisition des images doit se faire de façon bi-phasique :

- **un temps artériel** réalisé 25 à 30 secondes après l'injection du produit de contraste iodé

- **une deuxième acquisition spiralée** pour l'exploration des parois intestinales dans un délai de 70 à 120 secondes après le début de l'injection.

La qualité de l'examen peut être améliorée en réalisant une distension de la lumière digestive par balisage hydrique.

La tomodensitométrie permet une étude viscérale très fiable. Sa sémiologie est récente et son analyse nécessite des appareillages scannographiques de dernière génération (avec une excellente résolution spatiale et des délais d'acquisition courts).

L'interprétation passe par l'étude des **coupes natives axiales transverses** qui doivent mettre en évidence différents éléments sémiologiques. L'analyse de la paroi intestinale précise la présence d'un amincissement, d'un épaississement, de lésions localisées ou diffuses, d'un rehaussement pariétal après injection. Des images aériques de siège anormal (pneumopéritoine localisé ou non, pneumatose pariétale, aéroportie, aéromésentérie) sont recherchées. La mise en évidence d'images de thrombus récents, hyperdenses, au sein des artères digestives ou du réseau veineux portal ou d'une modification de la densité de la graisse mésentérique liée à des phénomènes d'infiltration œdémato-hémorragique complètent l'analyse du scanner abdominal.

Les reconstructions bidimensionnelles et tridimensionnelles (Figure 7.8) dans le volume exploré sont devenues simples avec une station de travail performante. Elles permettent une meilleure étude de l'anatomie vasculaire avec une vision dans tous les plans de l'espace et des mensurations (diamètre, longueur) précises. La résolution spatiale est actuellement suffisante pour analyser de façon fiable le tronc et les branches de division principales des artères viscérales.

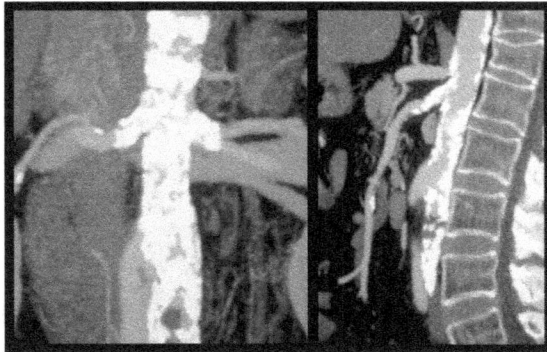

Figure 7.8 – *Reconstructions bidimensionnelles aortiques*

Les reconstructions les plus simples, réalisables en temps réel, sont les **reconstructions multi-planaires (MPR) bidimensionnelles** ou curvilignes dans l'axe d'un vaisseau. Sur la même image, on peut visualiser la lumière ainsi que la paroi des vaisseaux et l'atmosphère péri-vasculaire (ligament arqué du diaphragme). Ce type de reconstruction est simple et très fiable pour analyser l'aorte et les ostia des artères viscérales.

Les reconstructions tridimensionnelles (Figure 7.9) les plus utilisées sont le mode MIP (Maximum Intensity Projection) et le rendu de surface SSD (Surface Shaded Display) :

- **la reconstruction MIP** réalise une projection dans un seul plan des voxels de plus haute densité. Après suppression des structures osseuses, elle donne une image pseudo-angiographique de l'aorte et des artères viscérales. Elle permet une très bonne visualisation des calcifications pariétales vasculaires. Elle est très utile pour toutes les mesures de diamètre et de longueur.

- **la reconstruction SSD** crée une impression tridimensionnelle à l'aide d'un effet d'ombrage et par un système de seuillage des pixels. Elle ne permet pas de différencier la lumière vasculaire des calcifications pariétales. Elle différencie clairement les éléments antérieurs et postérieurs d'une même structure vasculaire.

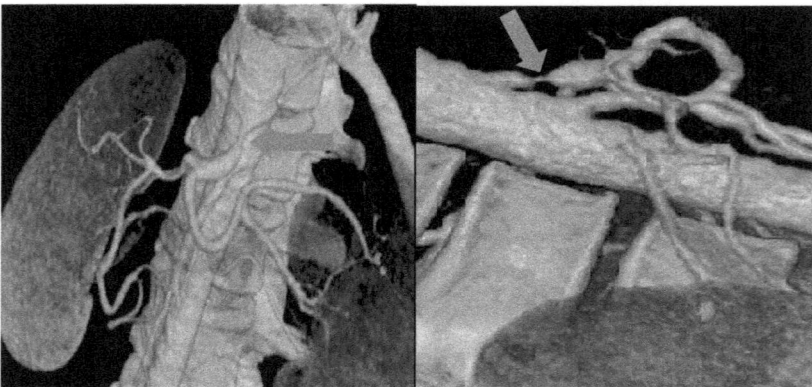

Figure 7.9 – *Reconstructions tridimensionnelles*

Dans tous les cas, l'étude des reconstructions doit systématiquement être confrontée à l'analyse des coupes natives axiales transverses en raison des faux positifs et négatifs de ces techniques.

7.3.3 – Imagerie par Résonance Magnétique[78]

Cette technique d'imagerie a bénéficié de progrès technologiques très récents. Elle permet une étude vasculaire abdominale de bonne qualité. Sur le plan technique, elle nécessite l'utilisation de séquences rapides, en apnée, avec une injection de produit de contraste paramagnétique de type gadolinium. Il faut si possible y associer une suppression du signal graisseux voire l'ingestion d'un produit de contraste négatif pour le balisage intestinal.

La résolution spatiale s'est améliorée et permet à l'angio-IRM **(Figure 7.10)** une analyse correcte des troncs proximaux, des branches principales de l'AMS[79]. Mais elle surestime les sténoses serrées par perte de signal, elle ignore les calcifications, elle permet donc une mesure fiable des calibres des vaisseaux mais l'étude des collatérales et de l'aval reste délicate.

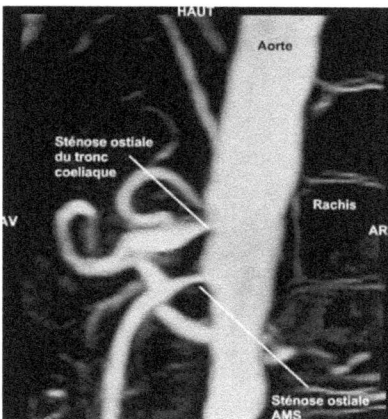

Figure 7.10 – *Angio-IRM aortique*

Même si les résultats rapportés sont intéressants, l'angio-IRM ne peut pas encore remplacer dans le cadre du bilan pré-thérapeutique endovasculaire ou chirurgical, une angiographie numérisée sélective. De plus, elle reste souvent difficile à réaliser en raison d'une accessibilité limitée.

7.3.4 – Angiographie numérisée[78]

L'angiographie numérisée reste la technique de référence pour l'étude du réseau artériel viscéral dans l'ischémie mésentérique chronique **(Figure 7.11)**. Elle doit disposer d'une matrice de haute résolution. Des logiciels d'acquisition rotationnelle permettent des reconstructions tridimensionnelles avec une résolution spatiale supérieure à celle de la tomodensitométrie. Elle nécessite des injections globales aortiques de face et de profil pour une bonne analyse des ostia. L'incidence oblique postérieure gauche à 30° permet d'analyser l'origine de l'AMI.

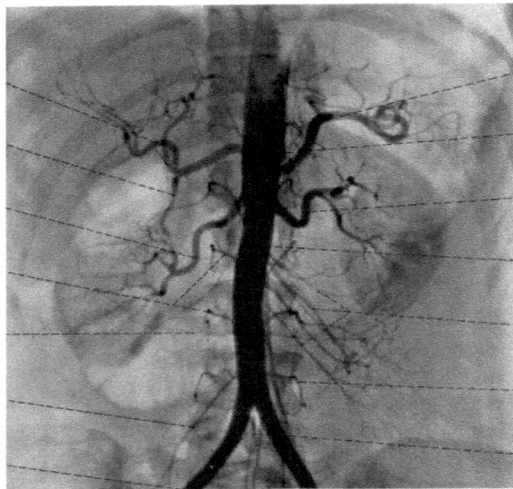

Figure 7.11 – *Aortographie de face*

L'incidence de face permet :

- l'étude de la dynamique d'opacification
- l'étude des collatérales
- l'étude des lésions distales
- l'étude des lésions associées (aorte, artères rénales, anévrysmes).

L'incidence de profil (Figure 7.12) permet :

- de donner une image directe de la sténose
- l'étude de l'angulation de l'origine des branches
- l'étude de la longueur des sténoses.

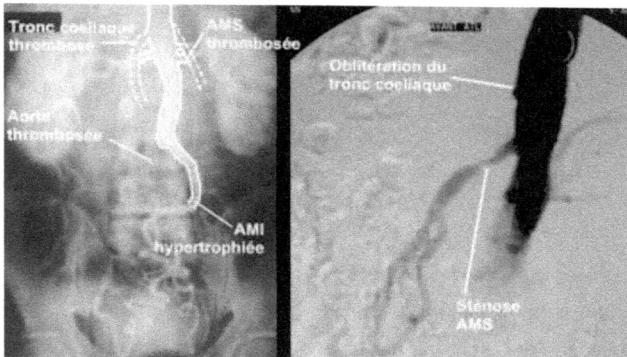

Figure 7.12 – *Aortographie face et profil*

L'aspect dynamique de l'examen a une importance dans le diagnostic mais également dans les indications opératoires, il comprend l'étude des voies de suppléance et leur sens de circulation[80].

Il existe deux voies de suppléance fondamentale :

- l'arcade pancréatico-duodénale : elle se développe lors de sténose du TC ; l'AMS revascularise alors le territoire cœliaque par l'intermédiaire des arcades pancréatiques et de la gastro-duodénale, dont l'aspect est celui d'une volumineuse et unique artère longeant le bord interne de D2

- **l'arcade de RIOLAN :** elle constitue une voie de suppléance très importante entre l'AMS et l'AMI. Sa présence sur les clichés artériographiques est un signe indirect de lésions des axes digestifs. COURBIER[81] décrit 4 types d'arcades différentes sur le plan morphologique et fonctionnel :

Type I : grosse arcade de RIOLAN et petite hémorroïdale supérieure, le sens de courant sanguin est ascendant dans l'arcade et inversé dans l'AMS. Cet aspect est dû à la sténose très serrée ou à la thrombose de l'ostium de l'AMS

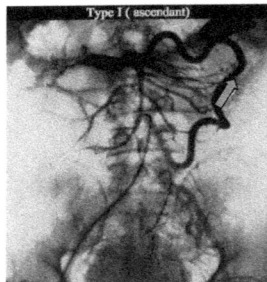

Type II : grosse arcade de RIOLAN et grosse hémorroïdale supérieure, le sens du courant sanguin est descendant dans l'arcade et normal dans l'AMS. Ce type est dû à une thrombose aortique sous-rénale englobant l'AMI. La circulation vers les axes ilio-fémoraux se fait par l'arcade qui constitue alors une suppléance pour les membres inférieurs.

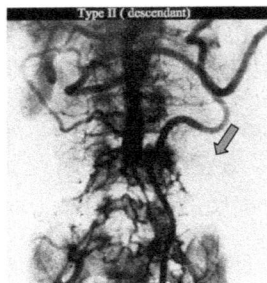

94

Type III : petite arcade de RIOLAN et petite hémorroïdale supérieure, le sens du courant sanguin est descendant dans l'arcade et normal dans l'AMS. Ce type est en rapport avec des lésions de l'ostium de l'AMI, isolées ou associées à un anévrysme aortique, sans lésions sur les axes ilio-fémoraux.

Type IV : grosse arcade de RIOLAN et grosse hémorroïdale supérieure avec inversion circulatoire ; le sens du courant sanguin est ascendant dans l'arcade et inversé dans l'AMS. Cet aspect est lié à la sténose serrée ou à l'oblitération de l'ostium des artères mésentériques supérieures et inférieures, la vascularisation est à contre-courant à partir des artères hypogastriques.

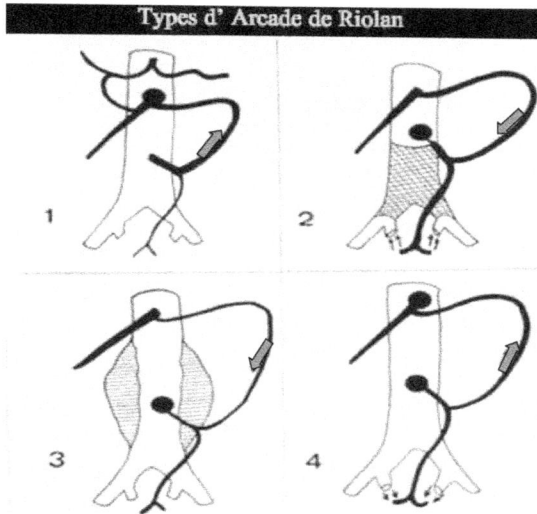

Figure 7.13 – *Différents types d'arcades de RIOLAN (selon COURBIER)*

Les injections sélectives sont systématiques avec une cadence de 3 images/s (**Figure 7.14**).

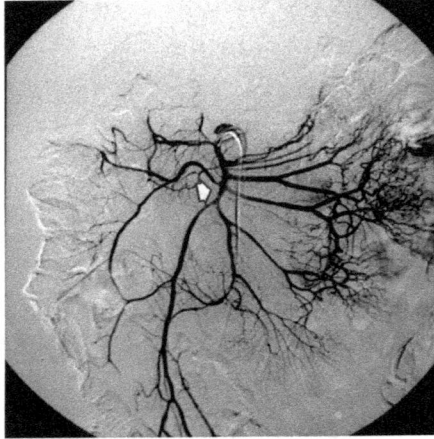

Figure 7.14 – *Artériographie sélective de l'AMS*

En cas d'étude du réseau veineux portal, il est nécessaire de réaliser une injection préalable d'un vasodilatateur intra-artériel. L'angiographie permet une étude complète du réseau artériel et veineux et est indispensable au bilan pré-thérapeutique endovasculaire.

Les techniques de revascularisation ont bénéficié de l'évolution du matériel de cathétérisme : introducteur à valve, cathéter guide, poche à pression artérielle, angioplastie coaxiale ou monorail, guide hydrophile et endoprothèse.

7.4 – Autres

Ces examens sont peu utilisés en pratique courante, mais ils sont intéressants à connaître pour leur implication en recherche fondamentale.

7.4.1 – Mesure du pH intestinal par tonométrie

Le pH intestinal est un marqueur de l'adéquation entre les besoins métaboliques de la muqueuse et la qualité de la perfusion tissulaire[82]. Sa mesure s'effectue au moyen d'un tonomètre. Le principe de fonctionnement de ce capteur endoluminal repose sur les capacités de diffusion du CO_2 intestinal, qui reflète le taux de CO_2 intramuqueux accumulé au cours de l'ischémie mésentérique chronique, au travers d'un ballonnet semi-perméable[83]. Après ingestion d'un repas test, BOLEY[84] a observé une diminution du pH jéjunal proximal, concomitante de l'apparition des douleurs typiques d'ischémie mésentérique chronique et disparaissant avec les symptômes à la suite d'une revascularisation efficace. La tonométrie est source d'erreurs et présente des résultats contradictoires[85], elle n'est donc pas utilisée pour réaliser le diagnostic d'ischémie mésentérique.

7.4.2 – Spectrophotométrie de reflet et débitmétrie par laser-doppler

Ces deux méthodes permettent, comme la tonométrie, d'évaluer indirectement la perfusion muqueuse par voie endoluminale[86].

La spectrophotométrie de reflet mesure les index de concentration en hémoglobine et la saturation en oxygène de la muqueuse intestinale, par analyse spectrale de la lumière qu'elle réfléchit. Ces index sont corrélés avec la qualité de la perfusion muqueuse et varient en conséquence en cas de réduction du débit mésentérique[82].

Le laser-doppler permet une mesure du débit sanguin intra-muqueux basée sur le principe que la lumière dispersée par les globules rouges en mouvement est soumise à un changement de longueur d'onde proportionnel à la vélocité des cellules[87].

Ces deux techniques sont difficiles à mettre en œuvre en période post-prandiale, le péristaltisme intestinal ne permettant pas de maintenir correctement les capteurs contre la paroi. Elles ne sont pas employées en pratique clinique.

7.5 – Conclusion – Résultats

Devant une symptomatologie clinique caractéristique de claudication intermittente digestive associant une douleur abdominale post-prandiale et une perte de poids, le diagnostic peut être évoqué sur l'échographie-doppler. L'examen de référence reste l'angiographie numérisée. L'injection sélective permet d'analyser de façon fiable l'étendue des lésions et la collatéralité (arcade de Riolan entre AMS et AMI, arcades pancréatico-duodénales entre AMS et TC, et arcade jéjunale entre AMS et AMI). L'étiologie est précisée par l'analyse angiographique et tomodensitométrique affirmant la nature athéroscléreuse ou dysplasique des lésions. Fréquemment peut être associé à ce type de pathologie un ligament arqué du diaphragme, qui sur le plan angiographique se caractérise par une orientation descendante du TC suivie d'une angulation marquée avec une sténose serrée (« en coup de hache ») et d'une dilatation post-sténotique. L'angioplastie dans ce type de pathologie est très décevante. Par contre, dans le cadre de lésions athéroscléreuses ostiales ou tronculaires, le traitement endovasculaire, en particulier avec stenting rencontre des taux de perméabilité s'améliorant.

L'atteinte ischémique chronique peut être évoquée en tomodensitométrie devant un épaississement circonférentiel rehaussé de façon homogène, associé à une augmentation de volume de la graisse péri-digestive. Ces aspects proches de la maladie de Crohn s'en différencient grâce à l'absence de structures vasculaires visibles sur le versant mésentérique des anses digestives atteintes.

8 – TECHNIQUES DE REVASCULARISATION

La faible proportion des gestes de revascularisation des artères digestives (2 à 3%) par rapport à la chirurgie de l'aorte abdominale fait qu'il n'y a pas de consensus pour le choix des techniques de restauration et des abords appropriés.

Les modalités de revascularisation des artères digestives comportent les pontages, les endartériectomies, les réimplantations directes et, depuis quelques années, les angioplasties par voie endovasculaire.

Trois situations peuvent schématiquement être distinguées :

- la revascularisation artérielle digestive peut être isolée, en cas d'ischémie mésentérique chronique

- la revascularisation artérielle digestive peut être associée à une revascularisation rénale, en présence d'une atteinte dysplasique multiple

- la revascularisation artérielle digestive peut être associée à une chirurgie aorto-iliaque, en cas de lésions athéroscléreuses étendues.

8.1 – VOIES D'ABORD[88]

Les voies d'abord des vaisseaux digestifs se confondent avec celles de l'aorte abdominale haute. L'abord des artères digestives peut être réalisé par voie transpéritonéale ou par voie rétropéritonéale.

Une bonne voie d'abord doit satisfaire plusieurs points :
- elle doit permettre un accès direct sur le site opératoire
- elle doit permettre une exposition adaptée et stable du champ opératoire
- elle doit permettre la réalisation correcte des gestes chirurgicaux
- elle doit permettre une extension si nécessaire[89].

Une bonne connaissance des différentes voies d'abord permet d'adapter les techniques chirurgicales selon le contexte clinique, la localisation des lésions artérielles et les conditions anatomiques du malade.

8.1.1 – Anatomie chirurgicale

Dans la plupart des voies d'abord des artères digestives, il existe deux repères essentiels :

- **le plexus cœliaque** (plexus neuro-lymphatique pré-aortique ou plexus solaire) qui barre l'accès de l'aorte abdominale au-dessus de la veine rénale gauche. Il est formé d'un tissu nerveux dense et d'un tissu fibro-adipeux dans lequel se trouvent des lymphatiques et des ganglions.

En crânial, il s'étend au-dessus du ligament arqué vers le hiatus œsophagien, en caudal il est limité par le bord supérieur de la veine rénale gauche. Sa limite inférieure est caractérisée par un renforcement fibro-nerveux arciforme dont les piliers rejoignent les fibres sympathiques pré-aortiques.

Certaines notions d'anatomie chirurgicale au niveau du plexus cœliaque sont importantes[90] :

- il existe un plan de clivage entre la lame gauche du plexus cœliaque et l'aorte
- la veine capsulaire moyenne gauche est la limite latérale du plexus cœliaque
- le pôle supérieur de la lame gauche du plexus cœliaque peut être traversé par l'artère diaphragmatique inférieure
- le plexus coeliaque engaine l'origine du TC et de l'AMS dans 70% des cas
- il existe parfois un espace de 5 à 10 mm entre la veine rénale gauche et le plexus cœliaque, par lequel l'aorte peut être abordée au sein d'un tissu celluleux plus lâche.

- **la veine rénale gauche** (dans sa position anatomique pré aortique) est au carrefour des voies d'abord de l'AMS.

8.1.2 – Voies d'abord TRANSPERITONEALES

Les voies d'abord transpéritonéales des artères digestives peuvent être réalisées par une laparotomie médiane, bi-sous-costale ou transversale **(Figure 8.1)**.

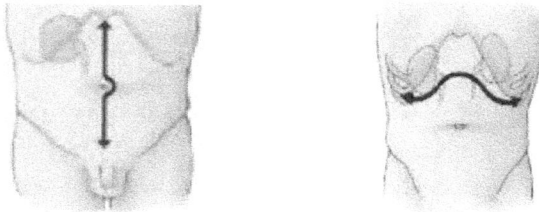

Figure 8.1 – *Laparotomie médiane ou bi-sous-costale*

Le malade est installé en décubitus dorsal, un billot dorso-lombaire est utilisé pour soulever le plan aortique et ouvrir la laparotomie **(Figure 8.2)**.

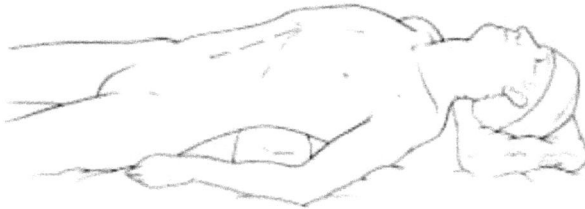

Figure 8.2 – *Installation du patient*

Le champ opératoire doit être large pour permettre une extension sternale ou thoracique gauche et un accès aux régions crurales. Une sonde d'aspiration nasogastrique est placée pour affaisser l'estomac.

La laparotomie médiane est le plus souvent xipho-pubienne. Elle peut être xipho-sous-ombilicale chez les malades maigres.

La laparotomie bi-sous-costale est tracée entre les pointes des neuvièmes côtes, à deux travers de doigt du rebord costal. Si un tracé inférieur est choisi, à mi-distance entre l'ombilic et la xiphoïde, un refend médian vers la xiphoïde est souvent nécessaire, surtout chez les sujets obèses.

Le choix entre ces deux voies est affaire d'opérateur. Cependant, la laparotomie médiane présente plusieurs avantages :

- elle évite les sections nerveuses, musculaires, et vasculaires
- sa réalisation et sa réparation sont faciles
- elle permet une bonne exposition de l'aorte abdominale et des axes iliaques
- elle permet le traitement des lésions intra-abdominales sus- et sous-mésocoliques[89].

La laparotomie bi-sous-costale est intéressante si l'auvent costal est large.

8.1.2.1 – Voie d'abord SOUS- et PREDUODENALE

Elle permet d'aborder l'AMS au niveau de ses branches de division, en aval de l'artère colique moyenne.

Technique

Le mésocolon transverse est récliné vers le haut et l'aide opératoire tracte vers le bas la première anse jéjunale. Cela met en tension la partie droite du mésentère et expose le relief du pédicule mésentérique supérieur. Le repérage de l'AMS se fait généralement en palpant entre le pouce et l'index la racine du mésentère pour localiser les pulsations artérielles[91]. Le feuillet péritonéal est incisé en suivant l'axe de l'AMS. Elle est disséquée au sein du tissu cellulo-graisseux du mésentère, à gauche de la veine mésentérique supérieure, en prenant soin des premières collatérales **(Figure 8.3)**.

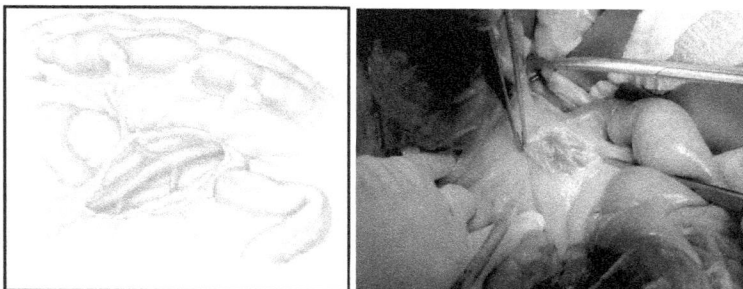

Figure 8.3 – *Dissection de l'AMS dans le mésentère*

Extension

Elle peut se faire en amont par la voie inter-duodéno-pancréatique (voir chapitre suivant).

Avantages

La dissection n'est pas gênée par le feutrage neuro-lymphatique et les branches de division peuvent être contrôlées pour guider une embolectomie **(Figure 8.4)**.

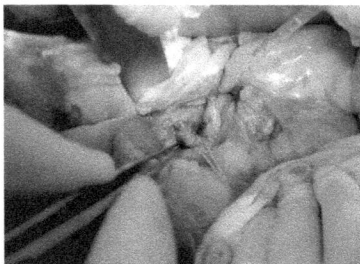

Figure 8.4 – *Contrôle de l'AMS*

103

Inconvénient

L'abord est rendu difficile chez les malades obèses car le tissu cellulo-graisseux péri-artériel est dense.

8.1.2.2 – Voie d'abord INTER-DUODENO-PANCREATIQUE

(voie sous- et rétroduodénale ou voie sous-mésocolique)

Cette voie d'abord est la plus classique lors de la chirurgie de l'aorte sous-rénale. Elle est utilisée pour l'abord de l'AMS en aval de son segment rétro-pancréatique. Elle permet de l'exposer depuis son origine jusqu'aux premières branches de division.

Technique

L'exposition initiale est la même que pour l'abord de l'aorte abdominale sous-rénale. Le colon transverse est récliné vers le haut, couvert par un champ humide. L'intestin grêle est éviscéré et refoulé à droite, maintenu également par des champs humides **(Figure 8.5)**.

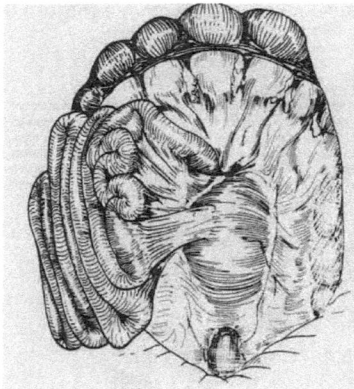

Figure 8.5 – *Exposition*

Le péritoine pariétal postérieur est incisé et le 4e duodénum est disséqué. L'angle duodéno-jéjunal est abaissé après la section du muscle de Treitz **(Figure 8.6)**.

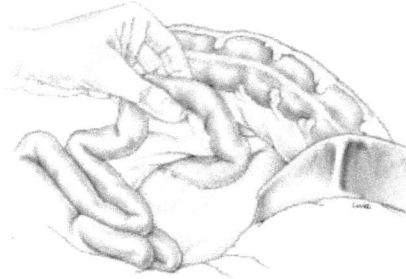

Figure 8.6 – *Incision du péritoine pariétal postérieur*

La dissection de la racine du mésentère mène alors directement sur l'AMS, entourée de son feutrage neuro-lymphatique.

L'AMS peut être disséquée en amont jusqu'à son origine **(Figure 8.7)** après :
- la désinsertion du mésocolon transverse
- le décollement du corps pancréatique, récliné vers le haut
- la libération étendue de la veine rénale gauche
- la dissection du feutrage neuro-lymphatique de la portion basse du plexus coeliaque.

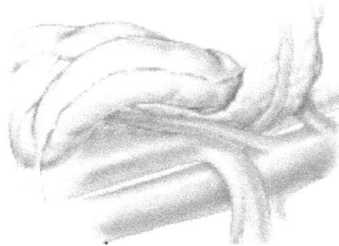

Figure 8.7 – *Dissection de l'origine de l'AMS*

Extensions

Si les lésions sont plus distales, la dissection de l'AMS peut se poursuivre par la voie sous- et pré-duodénale (voir chapitre précédent). En amont, la dissection le long du bord antérieur de l'aorte permet de remonter vers l'origine du TC. Mais l'exposition est limitée par l'écartement du pancréas qui peut être facilité par la section de la veine mésentérique inférieure.

La dissection de l'aorte sous-rénale est classique par cette voie, elle permet d'exposer l'AMI dans la racine du mésocolon gauche. Un abord électif de l'AMI peut être réalisé en ouvrant le tissu lympho-ganglionnaire pré-aortique à l'aplomb de son ostium. Le repère de cet abord est le 3e duodénum, qui se situe au niveau de l'origine de l'AMI.

Avantage

Cette voie autorise la plupart des techniques de revascularisation de l'AMS lors d'une chirurgie combinée de l'aorte abdominale sous-rénale.

Inconvénient

Chez le malade obèse, la profondeur du champ opératoire gène l'abord de l'origine de l'AMS[92, 93].

8.1.2.3 – Voie d'abord TRANS-HIATALE

Elle permet l'abord du TC et de ses branches de division.

Technique

Le rebord costal est rétracté vers le haut. Le colon transverse et le grand épiploon sont réclinés vers le bas, l'estomac est écarté à gauche. Le ligament triangulaire gauche est sectionné jusqu'à la veine sus-hépatique et le lobe hépatique gauche est récliné, protégé par un champ humide et maintenu par une valve **(Figure 8.8).** Le petit épiploon est ouvert en remontant vers le hiatus œsophagien et en prenant garde de ne pas sectionner une éventuelle artère hépatique gauche **(Figure 8.9)**.

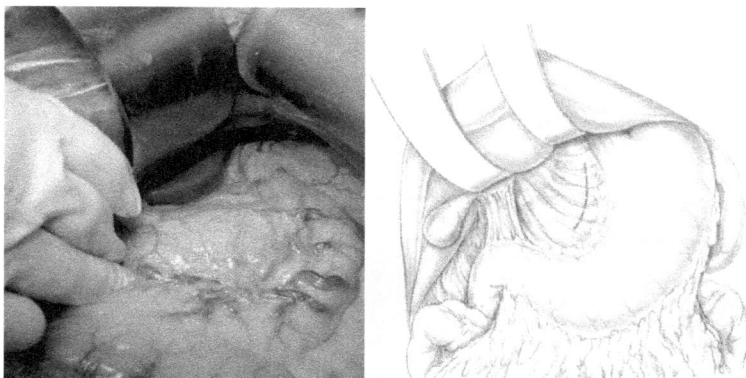

Figure 8.8 – *Exposition de l'abord trans-hiatal*

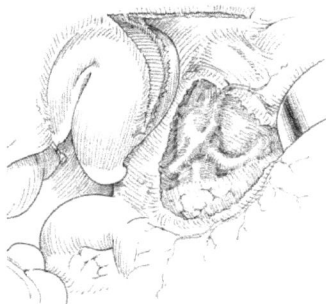

Figure 8.9 – *Incision du petit épiploon*

L'abord antérograde du TC est effectué en suivant le plan de dissection de l'aorte supra-cœliaque[65, 94].

Il ne faut pas aborder directement le plexus cœliaque, on risquerait d'errer dans le tissu neuro-lymphatique avant de repérer le TC, avec un risque important de plaie artérielle, notamment de l'artère gastrique gauche[95]. L'œsophage est repéré grâce à la présence d'une sonde naso-gastrique, son segment terminal est placé sur un lac et récliné à gauche avec les nerfs pneumogastriques.

L'aorte supra-cœliaque est abordée entre les faisceaux du pilier droit du diaphragme **(Figure 8.10)**. La section longitudinale du faisceau profond du pilier droit permet d'exposer la face antérieure de l'aorte supra-cœliaque[96].

La section du ligament arqué expose l'origine du TC qui est suivi et disséqué au sein du plexus cœliaque **(Figure 8.11)**.

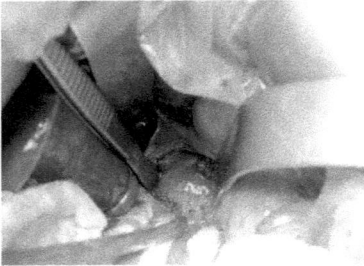

Figure 8.10 – *Section du pilier droit*

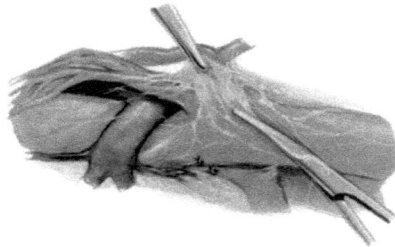

Figure 8.11 – *Dissection du TC*

L'abord rétrograde du TC est effectué en suivant le plan de dissection de l'artère hépatique commune qui est abordée au bord supérieur du pancréas[65, 97].

Dans les deux cas, la section de l'artère gastrique gauche est souvent indispensable pour faciliter la dissection du TC dans le feutrage neuro-lymphatique.

Extension

L'extension de la dissection aortique en aval du TC permet d'isoler les premiers centimètres de l'AMS **(Figure 8.12).** Le pancréas est rétracté vers le bas et la dissection est menée au sein du plexus cœliaque. Mais cette exposition ne permet que des pontages courts[91].

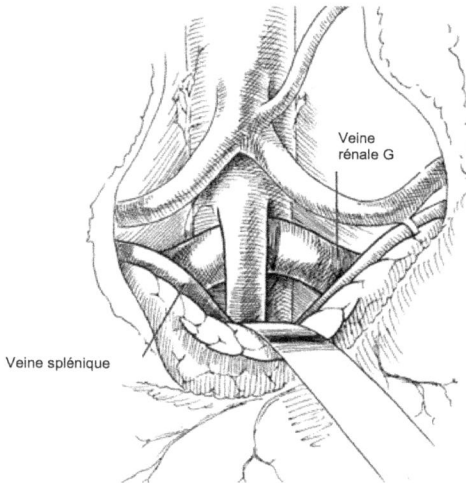

Figure 8.12 – *Extension vers l'origine de l'AMS*

Avantages

Le TC est abordé avec ses branches de division **(Figure 8.13)** et la dissection peut être suivie en aval, dans le pédicule hépatique ou vers l'artère splénique.

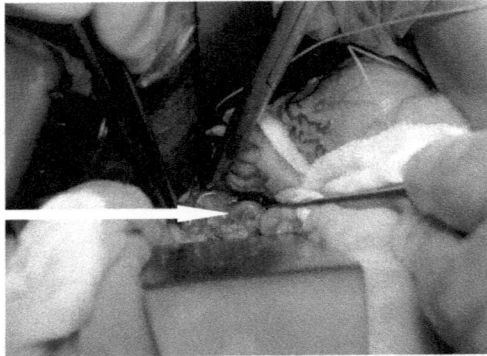

Figure 8.13 – *Dissection de l'artère hépatique*

Inconvénient

Le champ opératoire est profond chez le patient obèse. Cette voie d'abord ne donne qu'une exposition limitée sur l'AMS.

8.1.2.4 – Voie d'abord SUS-MESOCOLIQUE DROITE (Voie de KOCHER)

Cette voie d'abord s'effectue en utilisant un décollement duodéno-pancréatique. Elle permet l'abord de l'AMS dans sa portion rétro-pancréatique sur une longueur de 3 à 5 cm.

Technique

L'exposition du bloc duodéno-pancréatique nécessite **(Figure 8.14)** :

- l'abaissement de l'angle colique droit
- le décollement du mésocolon droit jusqu'au fascia pré-pancréatique
- la libération des adhérences sous-hépatiques et du bas-fond vésiculaire
- l'écartement vers le haut du lobe hépatique droit.

Le décollement duodéno-pancréatique est mené avec l'index dans le hiatus de WINSLOW pour ouvrir le décollement vers le haut.

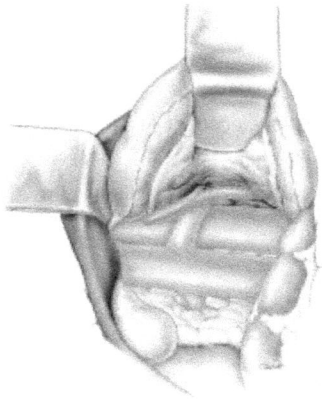

Figure 8.14 – *Exposition de l'AMS par une manœuvre de KOCHER*

La veine cave inférieure et la veine rénale gauche sont exposées. L'AMS est alors disséquée au-dessus de la veine rénale gauche, dans l'épais feutrage neuro-lymphatique correspondant à la partie basse du plexus cœliaque et à l'amas ganglionnaire mésentérique supérieur du groupe pré-aortique. La dissection est poursuivie vers son origine aortique[92, 98, 99].

Extension

L'aorte peut être abordée en regard des artères digestives et au niveau sous-rénal sur une longueur de 8 à 10 cm. Son exposition est facilitée par la dissection du plexus cœliaque, la section du pilier droit du diaphragme et la section de la veine rénale gauche. En aval, un décollement étendu du colon droit permet d'exposer la veine cave inférieure, l'aorte abdominale et l'axe iliaque droit.

Le TC peut aussi être abordé au sein du plexus cœliaque mais sa dissection est difficile et l'exposition obtenue est insuffisante pour réaliser un geste de revascularisation directe.

Avantages

Cette voie permet la dissection facile et le contrôle d'une artère hépatique droite naissant de l'AMS. Elle est utile chez les sujets obèses, car le tissu cellulo-graisseux autour de l'AMS dans son segment rétro-pancréatique est rare[92].

Inconvénients

L'exposition de l'aorte supra-cœliaque n'est pas suffisante pour permettre un geste de revascularisation à ce niveau. De plus, avec l'AMS qui est orientée vers la droite et avec la retombée du bloc duodéno-pancréatique, il n'est pas possible de correctement disposer les pontages aorto-mésentériques. Enfin, cette voie d'abord est difficile à réaliser lorsque le lobe hépatique de SPIEGEL est volumineux[99].

8.1.2.5 – Voie d'abord par DECOLLEMENT MEDIO-VISCERAL GAUCHE

Décrite initialement par MATTOX[100, 101], cette voie d'abord a été largement diffusée par CUNNINGHAM[102] et REILLY[98]. Elle représente un progrès considérable dans l'abord d'un segment aortique réputé difficilement accessible, à la sortie du diaphragme.

Elle permet un abord de l'aorte abdominale, des artères viscérales, des artères digestives, des artères rénales et de l'aorte thoracique basse. Le décollement médio-viscéral gauche peut être effectué en pré-rénal ou rétro-rénal.

Technique[98, 103, 104]

Pour réaliser un décollement médio-viscéral pré-rénal, l'opérateur se place à gauche du malade. L'intestin grêle est éviscéré et refoulé à droite, maintenu par des champs humides **(Figure 8.15)**.

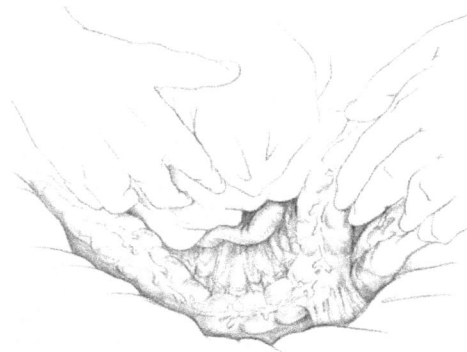

Figure 8.15 – *Exposition du fascia de TOLD*

Le péritoine pariétal postérieur est incisé dans la gouttière pariéto-colique **(Figure 8.16, 8.17)**. Le mésocolon gauche est décollé de bas en haut dans le plan rétro-péritonéal.

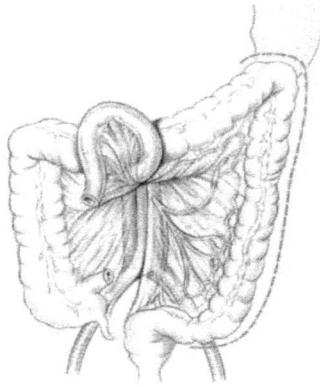

Figure 8.16 – *Tracé de l'incision de la gouttière pariéto-colique*

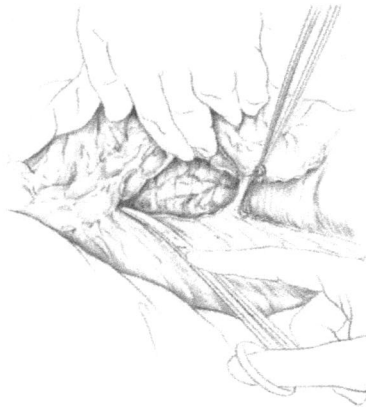

Figure 8.17 – *Incision du péritoine pariétal postérieur*

Le plan de décollement peut être difficile à trouver devant le rein **(Figure 8.18)** et il est plus aisé de le débuter par le bas, en arrière du colon descendant, en remontant vers le plan pré-rénal[91].

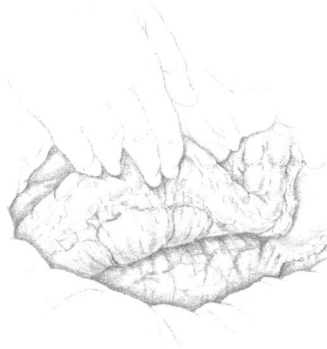

Figure 8.18 – *Décollement colique*

Les attaches péritonéales à la face inférieure du diaphragme sont sectionnées pour rabattre la masse viscérale. Le décollement du mésogastre postérieur est complété et permet de récliner en avant et en dedans : le colon gauche, l'angle splénique du colon, la rate, la queue du pancréas et l'estomac **(Figure 8.19)**.

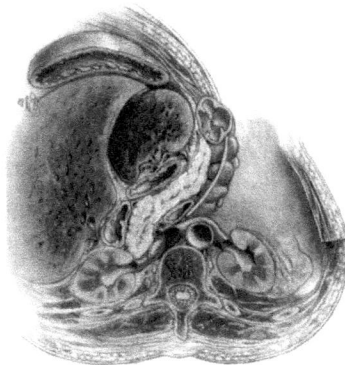

Figure 8.19 – *Décollement pré-rénal*

La rate et le pancréas sont protégés par des champs humides et les viscères sont maintenus à droite. La section du ligament triangulaire gauche jusqu'au ligament suspenseur permet de récliner le lobe gauche et facilite l'écartement de l'estomac. À ce stade, l'aorte est croisée de haut en bas par : le pilier gauche du diaphragme, le plexus neuro-ganglionnaire cœliaque et la veine rénale gauche **(Figure 8.20)**.

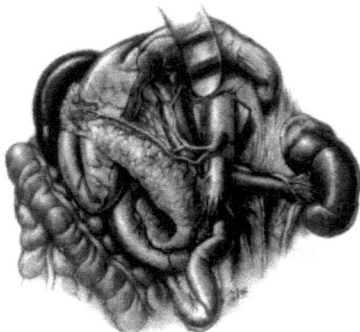

Figure 8.20 – *Exposition aortique par voie pré-rénale*

La dissection de la lame gauche du plexus cœliaque permet l'abord du tronc cœliaque et de ses branches de division. En aval, la veine rénale gauche est disséquée jusqu'à la veine cave inférieure et largement mobilisée après la section de la veine capsulaire moyenne. L'AMS est alors disséquée dans son segment rétro-pancréatique au sein de l'épais feutrage neuro-ganglionnaire.

Le décollement médio-viscéral gauche peut être rétro-rénal[100, 101]. L'opérateur se place à gauche du malade et la table opératoire est inclinée de 30° vers la droite[91]. Le décollement médio-viscéral gauche rétro-rénal s'effectue après avoir ouvert le fascia rétro-rénal. Le décollement est alors rapidement mené vers l'aorte. Il faut sectionner le tronc veineux réno-azygo-lombaire pour éviter sa désinsertion lors de la bascule antéro-médiale du rein. La section du ligament arqué permet de disséquer l'origine du TC. La dissection est poursuivie vers l'origine de l'AMS en suivant le plan aortique. Cependant, l'artère rénale gauche, orientée d'arrière en avant par la bascule du rein, barre transversalement la poursuite de la dissection de l'AMS **(Figure 8.21)**.

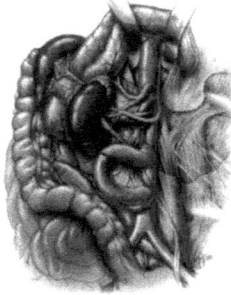

Figure 8.21 – *Exposition aortique par voie rétro-rénale*

C'est pour cela qu'il faut penser à limiter la bascule antéro-médiale du rein gauche qui provoque une traction sur l'artère rénale et sur le bord gauche de l'aorte.

Extension

La section du pilier gauche du diaphragme permet d'exposer l'aorte thoracique basse **(Figure 8.22)**.

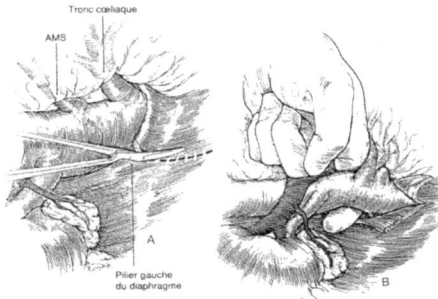

Figure 8.22 – *Extension par section du pilier gauche*

117

La dissection du bord gauche de l'aorte abdominale sous-rénale nécessite l'ouverture du tissu cellulo-ganglionnaire. L'AMI est alors disséquée, attirée vers le haut par le déplacement du colon gauche.

Par laparotomie médiane, l'exposition du champ opératoire est parfois bridée, malgré l'écartement du rebord costal gauche. L'extension de la laparotomie peut alors se faire soit par :

- une thoracotomie dans le 6e espace intercostal avec une phrénotomie radiaire[103, 104]

- une sternotomie segmentaire inférieure extra-péricardique avec une phrénotomie sagittale[105].

La thoracotomie est plus délabrante car la phrénotomie radiaire oblige à sectionner les branches du nerf phrénique.

Avantages

Le décollement médio-viscéral gauche permet une exposition large de l'aorte et des artères viscérales par une voie d'abord transpéritonéale isolée[98]. L'exposition obtenue est théoriquement similaire à celle des voies thoraco-abdominales ou thoraco-rétropéritonéales.

Le décollement médio-viscéral gauche rétro-rénal est utile en urgence car l'ouverture du fascia péri-rénal facilite l'abord rapide de l'aorte et des artères viscérales[98].

Inconvénients

La manœuvre du décollement expose aux traumatismes de la rate, du pancréas et de la surrénale. La rétraction médiale des viscères conduit à ces complications : pancréatite traumatique, ischémie intestinale par embolie ou bas débit provoqué par la traction sur le pédicule de l'AMS.

L'exposition de la face postéro-latérale de l'aorte par décollement rétro-rénal peut être difficile surtout chez le sujet obèse.

8.1.2.6 – Voie d'abord thoraco-abdominale (thoraco-phréno-laparotomie)

Technique

Le malade est installé en décubitus latéral droit, le buste incliné entre 45 et 60° et les hanches horizontalisées. La vrille du bassin par rapport au buste permet d'ouvrir la voie d'abord et d'effacer la saillie de la hanche gauche[106]. Une thoraco-phréno-laparotomie gauche est réalisée par le 8e espace intercostal. L'incision débute au niveau de la ligne axillaire moyenne, croise le rebord costal et s'étend jusqu'à la ligne médiane où elle est prolongée par une laparotomie médiane sus et sous-ombilicale **(Figure 8.23)**.

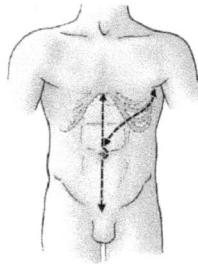

Figure 8.23 – *Voie d'abord thoraco-abdominale*

La 8e côte peut être réséquée car son écartement ou sa fracture sont responsables de douleurs par traumatisme du pédicule intercostal. La phrénotomie peut être circulaire ou radiaire **(Figure 8.24)**.

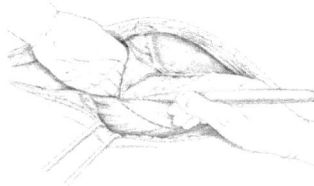

Figure 8.24 - *Phrénotomie*

Le décollement du colon gauche et du bloc spléno-pancréatique est mené en avant du rein comme dans un décollement médio-viscéral gauche pré-rénal. La section du pilier gauche expose l'aorte thoracique basse (**Figure 8.25**).

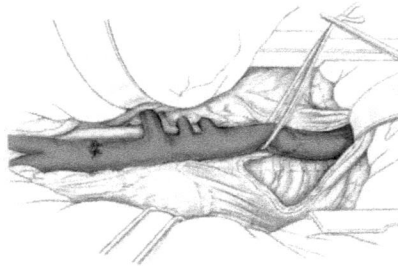

Figure 8.25 – *Exposition aorte thoracique basse*

L'AMS et le TC sont abordés après la section du ligament arqué et la dissection du plexus cœliaque[92, 107]. L'aorte sous-rénale et l'AMI peuvent facilement être abordées.

Extension

Le lobe pulmonaire inférieur gauche peut être récliné après la section du ligament triangulaire pour permettre une dissection étendue de l'aorte thoracique basse.
Un décollement rétro-rénal est indiqué si la dissection de l'origine des artères digestives est suffisante.

Avantage

L'exposition obtenue est large, notamment au niveau de l'aorte thoracique basse[92, 93].

Inconvénients

La morbidité de l'ouverture thoraco-abdominale est plus importante qu'après une laparotomie isolée. En plus, la phrénotomie radiaire nécessite une section des branches du nerf phrénique et il est préférable d'utiliser une phrénotomie circulaire[92].

8.1.2.7 – Autres voies d'abord TRANSPERITONEALES

Voie d'abord transplexique gauche[90]

Un décollement médio-viscéral partiel peut suffire pour le traitement des lésions proximales isolées de l'AMS et du TC[91]. Le colon gauche est décollé et récliné en dedans, mais la rotation médio-viscérale de la rate n'est pas utilisée. Le décollement est poursuivi derrière le pancréas qui est récliné vers le haut, maintenu par une valve. La veine rénale gauche est largement disséquée et la veine capsulaire moyenne est sectionnée. La limite inférieure du plexus cœliaque et l'aorte sont abordées au bord supérieur de la veine rénale gauche. L'AMS sous-pancréatique et rétro-pancréatique peut être disséquée. Un dissecteur est placé dans le plan de clivage entre l'aorte sus-rénale (en arrière) et la lame gauche du plexus cœliaque (en avant). La section du plexus cœliaque est réalisée entre les mors du dissecteur en remontant le long du bord gauche de l'aorte pour éviter une plaie de l'origine des artères digestives. La veine capsulaire moyenne peut servir de repère car elle rejoint la veine rénale gauche au bord gauche de l'aorte. L'extension en amont se fait par la section du ligament arqué et du pilier gauche du diaphragme.

Voie d'abord sous-duodéno-pancréatico-jéjunale gauche[99]

Le décollement de la racine du mésentère ou décollement sous-duodéno-pancréatico-jéjunal gauche permet d'aborder l'AMS dans sa portion rétro-pancréatique, vue par sa face postérieure. Le seul intérêt de cette voie d'abord est l'étendue de l'exposition du rétropéritoine.

Voie d'abord antérieure trans-isthmique

La face antérieure du pancréas est exposée dans l'arrière cavité des épiploons après un décollement colo-épiploïque. L'isthme pancréatique est sectionné et l'AMS est abordée, barrée par le tronc veineux spléno-mésaraïque. Compte tenu de sa morbidité, cette voie d'abord n'a plus d'indication, d'autant plus que la portion rétro-pancréatique de l'AMS peut être abordée par d'autres voies moins délabrantes[92].

8.1.3 – Voies d'abord RETROPERITONEALES

Leurs aspects techniques ont été largement développés dans les travaux consacrés à la chirurgie de l'aorte thoraco-abdominale[105, 108]. Elles évitent les complications de l'ouverture péritonéale et permettent un abord étendu de l'aorte abdominale.

8.1.3.1 – Voie d'abord rétropéritonéale gauche (LOMBOTOMIE GAUCHE)

La lombotomie est largement utilisée dans la chirurgie de l'aorte abdominale, de l'artère rénale gauche et de l'aorte supra-cœliaque[109, 110]. Le malade est installé en décubitus latéral droit avec un billot placé à mi-distance entre la crête iliaque et le rebord costal. Le champ opératoire doit être large pour permettre une extension thoracique gauche et un abord éventuel des trépieds fémoraux.

Technique

La lombotomie peut être effectuée en avant ou en arrière du rein[108] **(Figure 8.26)**.

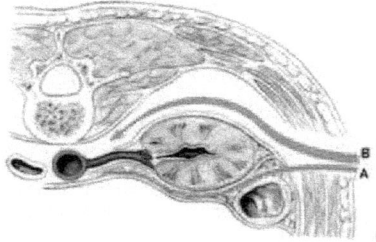

Figure 8.26 – *Voie pré- ou rétro-rénale*

L'existence d'une veine rénale gauche rétro-aortique contre-indique les voies rétro-rénales.

Dans la voie pré-rénale[111, 112], le malade est installé avec le buste incliné entre 30 et 60°. Les hanches sont horizontalisées pour effacer la crête iliaque et faciliter l'abord des trépieds fémoraux **(Figure 8.27)**.

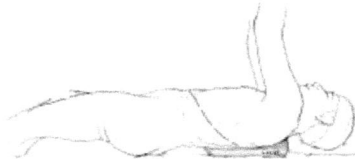

Figure 8.27 – *Installation du patient dans la lombotomie pré-rénale*

L'incision cutanée est oblique, centrée sur la 11e côte et prolongée vers l'abdomen jusqu'au bord gauche du muscle droit, 5 à 8 cm sous l'ombilic. L'extrémité de la 11e côte est souvent réséquée. Le décollement pré-rénal est mené après l'ouverture de la jonction du fascia pré-rénal et du péritoine. Les viscères, contenus dans le sac péritonéal, sont réclinés et maintenus à droite. L'exposition obtenue est similaire à celle du décollement médio-viscéral gauche pré-rénal. Les artères viscérales sont entourées du feutrage neuro-lymphatique du plexus cœliaque. La veine rénale gauche est libérée et l'AMS peut être disséquée sur une longueur de 5 à 10 cm. La dissection du TC est réalisée jusqu'à ses branches de division.

Dans la voie rétro-rénale[113], le malade est installé en décubitus latéral strict. (Figure 8.28)

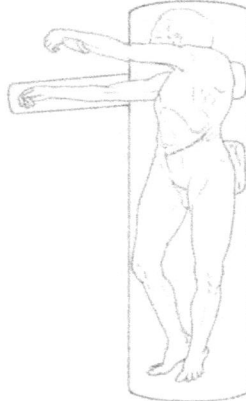

Figure 8.28 – *Installation du patient dans la lombotomie rétro-rénale*

Les hanches peuvent être inclinées à 30° si un abord ilio-fémoral est indiqué. La rotation de la table vers la gauche permet alors d'orienter le buste à 60° et d'horizontaliser le bassin. Le décollement rétropéritonéal est mené en arrière du rein après l'ouverture du fascia rétro-rénal. L'artère rénale gauche est repérée et le tronc veineux réno-azygo-lombaire est sectionné. La face latérale de l'aorte cœliaque est exposée par la section du ligament arqué et du pilier gauche du diaphragme. Le TC et l'AMS sont abordés en suivant le plan aortique. La dissection de l'AMS en aval est rapidement barrée par le pédicule rénal gauche. Le TC peut être disséqué sur ses deux premiers centimètres.

Extension

Pour étendre la dissection de l'AMS, la lombotomie pré-rénale peut être élargie en avant par la section du muscle grand droit gauche et l'ouverture du péritoine[108].
(Figure 8.29)

Dans la voie rétro-rénale, la dissection est limitée aux premiers centimètres de l'AMS et du TC. L'extension de l'abord est obtenue en basculant le rein en arrière et en poursuivant la dissection dans le plan pré-rénal.

La section du pilier gauche du diaphragme permet l'abord de l'aorte thoracique basse. En aval, l'aorte abdominale sous-rénale est abordée par sa face latérale en disséquant le tissu cellulo-lymphatique. L'AMI est exposée à son bord antéro-gauche, dirigée en avant.

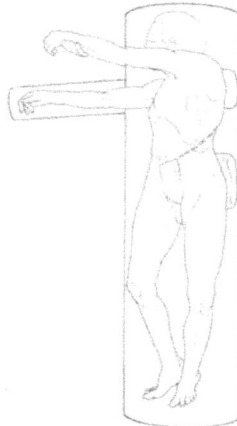

Figure 8.29 – *Extension de la lombotomie*

Avantage

L'exposition obtenue par cette voie permet de réaliser la plupart des revascularisations proximales des artères digestives sans ouverture péritonéale[112, 113].

Inconvénients

L'abord par cette voie ne permet pas la dissection des artères digestives dans les mésos. Ainsi, seules des revascularisations proximales peuvent être envisagées.

Au niveau de l'AMI, l'exposition pour réaliser une réimplantation directe dans une prothèse n'est pas satisfaisante. En effet, l'écartement du mésocolon gauche entraîne une traction sur l'artère pendant la réimplantation.

Enfin, les éventrations du flanc sont fréquentes, présentes dans 10% des cas[91].

8.1.3.2 – Voie d'abord thoraco-rétropéritonéale (thoracophrénolombotomie)

Elle associe une thoracotomie latérale gauche, une phrénotomie et un décollement rétro-péritonéal pré- ou rétro-rénal[91]. L'installation du malade est similaire à celle de la lombotomie avec une voie rétro-rénale. Il est utile de rajouter un billot en regard des dernières côtes.

Technique

La thoracotomie latérale est réalisée dans le 8e ou dans le 9e espace intercostal. L'incision est débutée au niveau de la ligne axillaire postérieure et prolongée jusqu'au bord latéral du muscle grand droit gauche, centrée sur l'ombilic.

L'amorce du décollement rétro-péritonéal en arrière permet de dégager l'insertion du diaphragme. Une phrénotomie circulaire est réalisée au fur et à mesure de la

126

progression du décollement rétro-péritonéal en prenant comme repère l'accolement du péritoine à la face inférieure du diaphragme. Elle est menée jusqu'au pilier gauche du diaphragme qui est sectionné. Dans certain cas, une courte phrénotomie radiaire peut suffire. Elle permet d'ouvrir la thoracotomie pour améliorer l'exposition de la lombotomie.

Le décollement rétro-péritonéal et l'abord des artères digestives sont réalisés comme dans une lombotomie rétro- ou pré-rénale. L'ouverture thoracique donne une exposition large, notamment au niveau de la jonction thoraco-abdominale[89, 109, 110, 114].

Extension

Si un abord de l'aorte sous-rénale est prévu, l'extension abdominale de l'incision est centrée entre l'ombilic et le pubis. Un refend vers le bas, le long du bord latéral du muscle grand droit, permet d'exposer plus facilement l'axe iliaque gauche. L'extension intra-péritonéale de l'abord peut être menée comme une lombotomie.

Avantage

L'étendue de la voie d'abord permet de traiter plusieurs territoires artériels[89].

Inconvénients

Comme dans une lombotomie, l'abord de l'artère rénale droite et la tunnelisation vers le trépied fémoral droit sont difficiles, surtout chez le sujet obèse[109].

L'ouverture du thorax augmente la morbidité de la voie d'abord, notamment chez le patient insuffisant respiratoire.

8.1.3.3 – Voie d'abord rétropéritonéale droite (LOMBOTOMIE DROITE)

La lombotomie droite pré-rénale est surtout utilisée pour l'abord de la veine cave inférieure. Elle permet également d'aborder l'aorte abdominale sous-rénale, l'axe iliaque droit et l'AMS dans son segment rétro-pancréatique[115].

Mais, sa seule indication dans l'ischémie mésentérique chronique est une contre-indication simultanée des voies trans-péritonéales et rétro-péritonéales gauches.

8.1.4 – Voie d'abord LAPAROSCOPIQUE

Même si les voies rétropéritonéales et mixtes ont été les premières décrites, elles ne sont plus utilisées. Les voies transpéritonéales se sont imposées sous leur forme rétrocolique pré- ou rétro-rénale et plus récemment transpéritonéale directe.

8.1.4.1 – Voie transpéritonéale rétro-colique gauche pré-rénale

Cette voie décrite par COGGIA[116] permet de réaliser l'exposition de l'aorte par un décollement rétro-colique gauche pré-rénal, l'extension de la dissection en amont vers l'aorte sus-rénale permet de contrôler l'AMS. La dissection est réalisée dans le plan rétro-pancréatique avec une libération complète de l'angle colique gauche.

Installation du malade

Le malade est placé en décubitus dorsal avec 2 coussins gonflables sous le flanc gauche. Le bras gauche reste libre et le bras droit est placé sur un support. Les membres inférieurs sont fléchis à 30° et attachés parallèlement. Deux contre-appuis sont placés sur le bord droit de la table en regard du creux axillaire et de l'aile iliaque droite pour retenir le malade lors de l'inclinaison droite de la table et de l'inflation des

coussins gonflables. Le malade est ainsi mis en décubitus latéral droit d'environ 70°
(Figure 8.30). L'opérateur et le premier aide se placent face à l'abdomen, à droite du
malade. Le second aide est en face **(Figure 8.30)**.

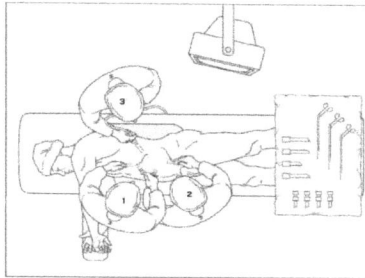

Figure 8.30 – *Installation du patient et de l'équipe chirurgicale*

Disposition des trocarts

Le premier trocart se place par open cœlioscopie sur la ligne médio axillaire gauche 3
à 4 cm sous le rebord chondro-costal. Cinq autres trocarts sont installés sous contrôle
de la vue après insufflation du pneumopéritoine (15 mm Hg). Les deux trocarts
opérateurs sont placés à 6 cm d'écart sur une ligne para rectale gauche. Les deux
trocarts pour le premier assistant se situent dans la fosse iliaque gauche et sur la ligne
médiane à environ 5 cm du pubis. Le dernier trocart se trouve sur la ligne médiane, 2
cm sous la xiphoïde **(Figure 8.31)**.

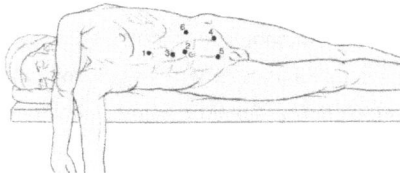

Figure 8.31 – *Disposition des trocarts*

Dissection

Le fascia de TOLDT est incisé de l'angle colique gauche jusqu'au méso-sigmoïde. Le mésocolon gauche est progressivement mobilisé. La dissection est poursuivie sur le plan pré-rénal **(Figure 8.32)**.

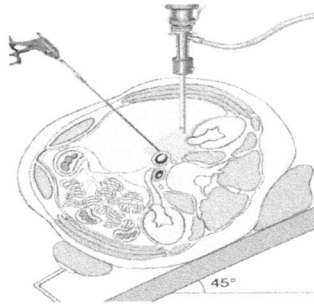

Figure 8.32 – *Décollement pré-rénal*

La veine génitale est repérée et l'on dissèque alors vers le haut jusqu'à la veine rénale gauche. La position en décubitus latéral permet aux anses intestinales de se collecter à droite de la cavité abdominale hors du champ opératoire. On incise ensuite la lame lympho-ganglionnaire pré-aortique aux ciseaux coagulateurs pour exposer l'aorte abdominale infra-rénale. L'utilisation d'un endoscope angulé à 30 ou 45° facilite la visualisation de la circonférence de l'aorte, nécessaire au clampage proximal. Le contrôle aortique est circonférentiel. La mobilisation de la veine rénale gauche permet d'exposer l'aorte inter-rénale. La dissection peut être poursuivie vers l'amont par décollement rétro-pancréatique pour exposer l'aorte supra-rénale et l'origine de l'AMS. L'utilisation d'un dissecteur harmonique facilite la section du plexus cœliaque. L'exposition est étendue en aval vers l'artère iliaque commune gauche après contrôle de l'artère mésentérique inférieure. L'artère iliaque primitive droite peut être contrôlée sur ses 3 à 5 premiers centimètres.

Si l'exposition est insuffisante, il est utile d'ajouter des points transpariétaux, à droite au niveau du mésocolon gauche et, à gauche entre le fascia de GEROTA et la paroi.

8.1.4.2 – Voie transpéritonéale rétro-colique gauche rétro-rénale

Cette voie décrite par COGGIA[117] est indiquée chez les malades maigres ou aux antécédents de chirurgie colique ou rénale gauche. La dissection du fascia de TOLDT gauche est alors plus difficile. L'installation du malade est la même que dans la voie pré-rénale. La position des trocarts est similaire, mais décalée de 4 cm sur la gauche, pour éviter que la bascule du rein gêne la vue de l'aorte. Le rétropéritoine est incisé du mésocolon sigmoïde au ligament spléno-phrénique réalisant ainsi une rotation médio-viscérale complète. Le rein gauche et la rate effectuent une rotation vers la droite, repoussant également les anses intestinales **(Figure 8.33)**. Le temps aortique est identique à celui de la voie pré-rénale.

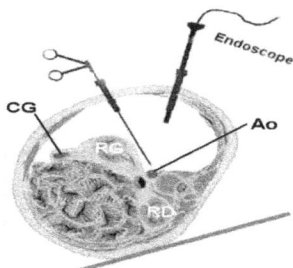

Figure 8.33 – *Décollement rétro-rénal*

8.1.4.3 – Voie transpéritonéale directe

Les voies transpéritonéales directes permettent de reproduire les voies d'abord pratiquées en chirurgie conventionnelle de façon totalement laparoscopique.

Voie inter-duodeno-pancréatique – Voie de CAU©[118]

Elle a l'avantage d'être simple à reproduire et permet d'aborder l'aorte abdominale. Mais elle nécessite l'utilisation d'un écarteur laparoscopique, indispensable pour retenir les anses intestinales et obtenir une exposition stable de l'aorte[118]. CAU utilise un prototype qui comprend un filet placé sur un support en forme de raquette, formé par 2 branches flexibles de 30 cm de long raccordées sur un manche. Ce filet collecte et retient les anses intestinales. Il se présente fermé dans une gaine de 10 cm de long sur 10 mm de diamètre qui permet son introduction dans un trocart 10 mm. Lorsque l'opérateur introduit l'écarteur dans le trocart, la gaine libère les 2 manches flexibles et le filet s'étend. Le malade est alors remis en décubitus dorsal et l'écarteur retient les anses digestives **(Figure 8.34)**.

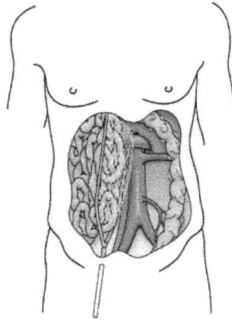

Figure 8.34 – *Ecarteur laparoscopique de CAU©*

Comme en chirurgie conventionnelle, l'exposition de l'aorte commence par une incision du péritoine pariétal postérieur avec la section du ligament de TREITZ. Pendant cette étape, l'écarteur est poussé vers le diaphragme pour mobiliser le duodénum. Après section de la lame ganglionnaire pré-aortique et dissection de la veine rénale gauche, l'aorte sous-rénale est visualisée. L'utilisation d'un endoscope à 30° facilite l'exposition de l'aorte sous-rénale et de ses branches, y compris l'AMI et les artères iliaques communes. Si l'on prolonge la dissection en amont en rétro-pancréatique, il est possible de bénéficier d'une bonne exposition de l'origine de l'AMS.

Voie trans-hiatale

Cette voie utilisée par les chirurgiens digestifs pour le traitement du reflux gastro-œsophagien peut être utilisée par les chirurgiens vasculaires laparoscopiques dans la chirurgie du ligament arqué et la confection de pontages antérogrades.

Elle permet d'éviter une laparotomie difficile, avec une voie d'abord habituellement profonde (surtout chez le patient obèse).

Installation du malade

Le patient est installé en décubitus dorsal, les cuisses modérément fléchies. La table opératoire est en position proclive de 20°, le chirurgien se place entre les jambes du patient, le premier aide à la gauche du malade, le second aide à sa droite. Le chirurgien, le système optique, la région à disséquer et le moniteur doivent être dans le même axe. Le moniteur sera donc placé de préférence à la tête du malade **(Figure 8.35).**

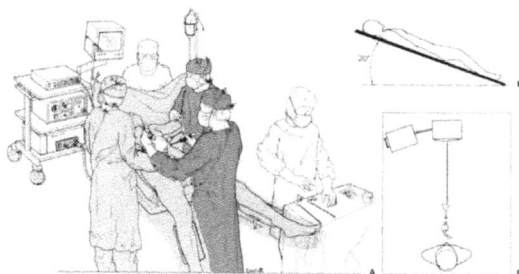

Figure 8.35 – *Installation du patient et de l'équipe chirurgicale*

133

Disposition des trocarts (Figure 8.36)

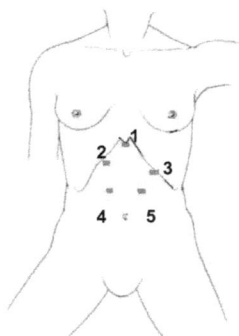

Cinq trocarts sont nécessaires à l'intervention :

(1) : un trocart de 10 mm sous l'appendice xiphoïde

(2) : un trocart de 10 mm au niveau du rebord sous-costal droit, 5 cm à droite de la ligne blanche

(3) : un trocart de 5 mm sous le rebord costal gauche sur la ligne mamelonnaire

(4) : un trocart de 5 mm en para-rectal droit

(5) : un trocart de 5 mm en para-rectal gauche.

Dissection

L'insufflation est réalisée à l'aiguille de PALMER introduite en para-rectal gauche.

Après une incision de 10 mm sous l'appendice xiphoïde, on introduit le premier trocart de 10 mm **(1)**. Ce trocart sera pendant toute l'intervention le trocart optique. On utilise une optique latérale de 30 degrés.

L'opérateur introduit un crochet coagulateur **(4)** et une pince fenêtrée **(5)** pour réaliser la dissection, pendant que le premier aide utilise une pince fenêtrée **(3)** pour faciliter ses gestes, récliner l'estomac et que le deuxième aide récline le foie (lobe gauche) avec un palpateur **(2)**.

La dissection débute par l'incision du petit épiploon en remontant vers le hiatus œsophagien, en prenant garde à une artère hépatique gauche à préserver **(Figure 8.37)**.

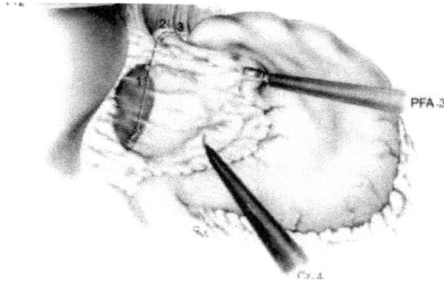

Figure 8.37 – *Section du petit épiploon*

L'œsophage est repéré par la sonde naso-gastrique. L'aorte supra-cœliaque est abordée entre les faisceaux du pilier droit du diaphragme. La section longitudinale du faisceau profond du pilier droit expose l'aorte. On sectionne le ligament arqué et le tronc cœliaque est disséqué.

Cet abord laparoscopique permet une chirurgie plus aisée chez les patients obèses, la profondeur du champ n'est plus un problème.

8.1.4.4 – Choix techniques - Discussion

Les voies d'abord en laparoscopie sont identiques à la chirurgie classique. La cœlioscopie permet d'appliquer des techniques de revascularisation éprouvées en changeant le mode opératoire.

La voie de COGGIA est un décollement médio-viscéral gauche laparoscopique, initialement décrite par MATTOX. La voie de CAU est l'abord inter-duodéno-pancréatique, abord standard de l'aorte sous-rénale.

Le choix de la voie d'abord dépend de l'axe à revasculariser, de la technique de revascularisation envisagée.

8.1.5 – Choix de la voie d'abord

Le choix de la voie d'abord dépend de la topographie des lésions et des habitudes du chirurgien. Mais, quelques principes peuvent guider nos choix.

8.1.5.1 – Choix entre une voie transpéritonéale ou rétropéritonéale

La comparaison entre les voies trans-péritonéales et rétro-péritonéales n'a pas montré de différence significative de morbidité post-opératoire[119, 120]. Mais, les complications respiratoires et l'iléus intestinal sont moins fréquents avec les voies rétro-péritonéales.

Les voies transpéritonéales sont indiquées si les lésions artérielles sont distales et nécessitent une extension des abords dans les mésos digestifs.

Elles sont également utiles si :
- nécessité d'une exploration de la cavité abdominale
- geste digestif associé à la revascularisation (cholécystectomie, résection intestinale)
- lombotomie gauche contre-indiquée (fibrose rétro-péritonéale, abord rétro-péritonéal antérieur, colostomie gauche, anomalies de la veine cave inférieure)
- chirurgie associée de l'artère rénale droite ou de l'artère iliaque droite.

L'intérêt d'une laparotomie trans-péritonéale est de pouvoir convertir facilement la voie d'abord initiale en fonction des constatations opératoires.

Les voies rétropéritonéales ont pour indications[110, 114] :

- antécédents d'interventions abdominales antérieures
- obésité importante
- stomies digestives multiples
- ascite
- rein en « fer à cheval ».

Cependant, l'intérêt majeur des voies rétro-péritonéales est de permettre des abords simultanés de plusieurs territoires artériels associés à un abord étendu de l'aorte thoraco-abdominale et sous-rénale.

L'inconvénient de ces voies est l'absence de contrôle satisfaisant au niveau du bord droit de l'aorte.

8.1.5.2 – Choix selon le type de revascularisation

- Les pontages antérogrades ou rétrogrades, sont souvent réalisés par un abord combiné de l'aorte et des artères digestives. La plupart des voies d'abord permettent de les réaliser. Cependant, la voie **inter-duodéno-pancréatique** reste la plus classique. Si l'implantation du pontage est prévue sur l'axe iliaque droit, une voie trans-péritonéale est indispensable. Pour une revascularisation du TC, seule la voie **trans-hiatale** permet d'aborder simultanément l'aorte supra-cœliaque et l'artère hépatique commune, site receveur éventuel du pontage.

- L'endartériectomie des artères digestives concerne souvent des lésions ostiales dans le prolongement du mur aortique.

Si les lésions aortiques sont limitées, **une lombotomie**[93, 113] ou **un décollement médio-viscéral gauche rétro-rénal** peuvent suffire. Une voie **trans-plexique gauche** est également possible chez un sujet maigre.

137

Si les lésions aortiques sont étendues ou si le malade est obèse, une voie **thoraco-abdominale** ou **thoraco-rétro-péritonéale** est plus indiquée[109].

- **La réimplantation directe de l'AMS** nécessite une dissection des premiers centimètres de l'artère et un abord de l'aorte juxta-rénale. Plusieurs voies permettent cette exposition. Cependant, il est indispensable d'apprécier la morphologie du montage en fin d'intervention pour vérifier l'absence de plicature de l'AMS. Les voies trans-péritonéales sont donc plus adaptées **(voie inter-duodéno-pancréatique, voie transplexique gauche, voie sus-mésocolique droite ou voie du décollement médio-viscéral gauche pré-rénal)**. Car, chez le malade en décubitus dorsal, le positionnement des anses digestives est anatomique et l'opérateur peut contrôler correctement la réimplantation.

	Voie	Axe	Avantages	Inconvénients
Sous et préduodénale	TP	AMS	Pas de feutrage Embolectomie	Obèse
Inter-duodéno-pancréatique	TP	AMS AMI	Revascularisation AMS combinée chirurgie Ao.	Obèse
Trans-hiatale	TP	TC	Bon abord branches TC	Obèse
Sus-mésocolique D	TP	AMS[1]	Obèse	TC
Décollement médio-viscéral G	TP	Ao Abdo et Tho, AD[2]	Exposition large Ao et AD[2]	Trauma. Rate, Surrénale, Pancréas
Thoraco-phréno-laparotomie G	TP	Ao Abdo et Tho, AD[2]	Exposition large, Ao thoracique basse+++	Morbidité thoracotomie
Transplexique G	TP	TC AMS	Exposition large origine des AD[2]	Trauma pancréas
Sous-duodéno-pancréatico-jéjunale G	TP	AMS	AMS rétro-pancréatique Expo. rétropéritoine	
Trans-isthmique	TP	AMS	AMS rétro-pancréatique	Morbidité+++ Pancréatite
Lombotomie G	RP	TC AMS	Revasc. proximale des AD[2] sans ouverture péritonéale	Revasc. Proximale seulement
Thoraco-phréno-lombotomie G	RP	Ao Abdo et Tho, AD[2]	Exposition large	Abord D diff. Morbidité thoracotomie
Rétro-péritonéale D	RP	AMS	CI[3] TP et RP	

Tableau 2 - *Récapitulatif des différentes voies d'abord des artères digestives.*

G : Gauche, D : Droite ; TP : TransPéritonéale ; RP : RétroPéritonéale

(1) Portion rétro-pancréatique, (2) Artères digestives, (3) Contre Indication

8.2 – PONTAGES

8.2.1 – *Voies d'abord*

Le choix de la voie d'abord dépend du type de lésion artérielle, du type de revascularisation envisagée et de l'existence éventuelle de lésions associées de l'aorte ou des artères rénales à traiter simultanément.

8.2.1.1 – Laparotomie médiane avec abord de l'aorte supra-cœliaque

La voie trans-hiatale est la plus adaptée pour les pontages antérogrades. Combinée avec une voie inter-duodéno-pancréatique, elle permet le traitement des lésions synchrones des artères rénales, et peut être indiquée dans les revascularisations par pontage rétrograde associées ou non à la mise en place d'une prothèse aortique ou aorto-bi-fémorale. Cet abord transpéritonéal permet de contrôler directement l'efficacité de la revascularisation.

8.2.1.2 – Laparotomie médiane avec rotation médio-viscérale

Cette voie est plus intéressante pour les endartériectomies et les réimplantations directes que pour les pontages, qui ne nécessitent pas la dissection de l'origine des artères revascularisées.

8.2.1.3 – Thoracophrénolombotomie et thoracophrénolaparotomie

Ces voies offrent un accès très large sur l'aorte dans sa traversée diaphragmatique et sur l'origine des artères digestives. Elles sont intéressantes en cas de calcifications majeures de l'aorte supra-cœliaque impliquant la réalisation du pontage à partir de l'aorte thoracique basse.

8.2.2 – Origine des pontages

L'origine d'un pontage aorto-digestif peut se situer au niveau de l'aorte supra-cœliaque, de l'aorte sous-rénale, d'une prothèse aortique ou aorto-bi-fémorale et rarement au niveau d'une artère iliaque.

8.2.2.1 – Aorte sous-rénale et prothèse aortique ou aorto-bi-fémorale

Les pontages naissant à partir de l'aorte sous-rénale ou d'une prothèse aortique ou aorto-bi-fémorale sont les premiers à avoir été décrits[93]. Ils sont baptisés « pontages rétrogrades ». L'évolution actuelle privilégie les techniques de revascularisation antérograde[121].

L'implantation proximale d'un pontage rétrograde sur l'aorte sous-rénale ou sur une prothèse aortique peut être effectuée selon deux modalités **(Figure 8.38)** :

- **un pontage long,** décrivant une courbe convexe vers la gauche et destiné au bord gauche de l'AMS. Il doit être implanté sur la face latérale gauche de l'aorte ou de la prothèse
- **un pontage court,** interposé entre l'aorte ou la prothèse et la face postérieure de l'AMS. Il doit être implanté sur la face antérieure de l'axe donneur. Ce type de pontage est plus difficile à réaliser car l'espace entre les deux artères est restreint et les risques de compression ou de plicature sont plus importants.

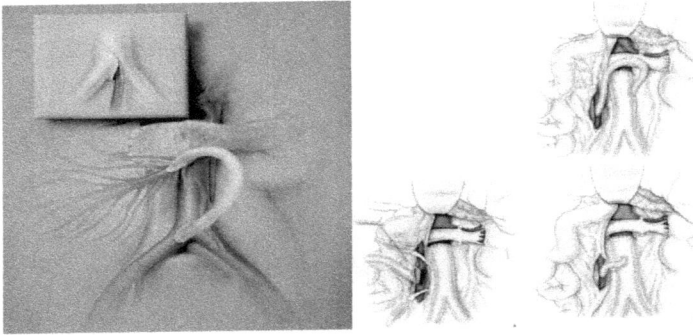

Figure 8.38 - *Pontages aorto-mésentériques rétrogrades*

La revascularisation du TC et surtout de l'artère hépatique est également possible de manière rétrograde **(Figure 8.39)**.

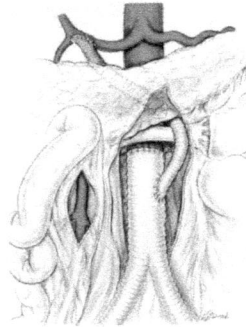

Figure 8.39 – *Pontage prothéto-hépatique*

Mais, le greffon chemine derrière le pancréas et aboutit à angle droit à la face inférieure de l'artère hépatique en réalisant une anastomose hémodynamiquement peu satisfaisante. Il est préférable de la terminaliser ou de l'effectuer plus en distalité à la face antérieure de l'artère.

8.2.2.2 – Aorte supra-cœliaque

L'aorte supra-cœliaque est l'axe donneur **(Figure 8.40A-B)** le plus couramment utilisé dans la littérature récente[102, 121, 122]. L'intérêt de cette technique a été rapporté en France depuis 1979[94].

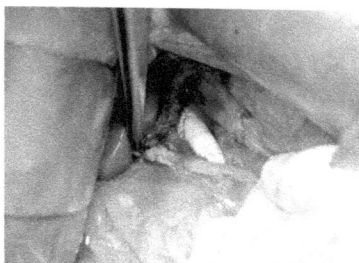

Figure 8.40A – *Anastomose proximale d'un pontage antérograde*

Les pontages antérogrades à partir de l'aorte supra-cœliaque ont pour intérêt d'avoir un excellent résultat hémodynamique avec un risque de plicature moindre que les pontages rétrogrades. Ils peuvent être réalisés isolément pour une ou plusieurs artères digestives. Ils peuvent être associés à un pontage destiné à une artère rénale ou à une revascularisation aorto-iliaque.

La portion d'aorte cœliaque disséquée doit être suffisante pour permettre un clampage total. Une aortotomie oblique vers la droite est réalisée pour faciliter l'implantation de la prothèse.

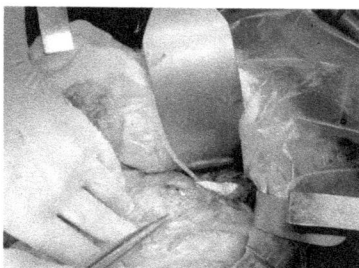

Figure 8.40B – *Vue latérale de l'anastomose proximale d'un pontage antérograde*

Le trajet du greffon implanté, destiné à l'artère hépatique, se fait naturellement vers la droite avec une courbure harmonieuse. Lorsqu'une prothèse bifurquée est utilisée **(Figure 8.41)**, la branche droite revascularise l'artère hépatique et la branche gauche l'AMS après tunnellisation rétro-pancréatique **(Figure 8.42)**.

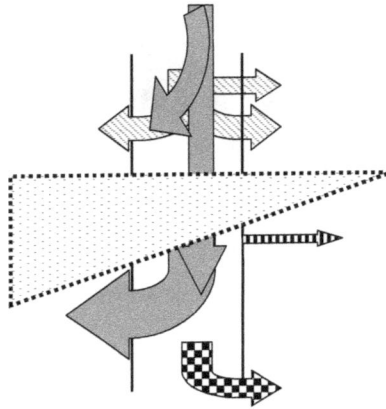

Figure 8.41 - *Pontage aorto-hépatico-mésentérique antérograde*

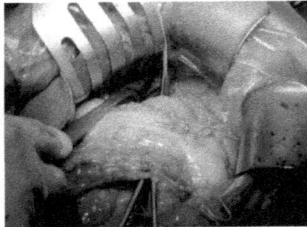

Figure 8.42 – *Tunnellisation rétro-pancréatique*

144

8.2.2.3 – Artère iliaque primitive

Une artère iliaque primitive peut aussi être utilisée comme origine du pontage par exemple lorsque l'aorte a déjà été abordée ou est trop calcifiée[123]. Si le territoire cœliaque doit être revascularisé, le pontage passe en rétro-colique et para-duodénal à partir de l'artère iliaque primitive droite vers l'artère hépatique.

8.2.3 – *Artères revascularisées*

Les revascularisations des artères digestives par pontage peuvent intéresser, en fonction des lésions présentes et de la collatéralité développée, une, deux ou trois artères. Le système artériel splanchnique est caractérisé par la richesse des circuits de suppléance unissant les territoires cœliaque, mésentérique supérieur et mésentérique inférieur.

L'artère hépatique est l'artère du territoire cœliaque la plus couramment revascularisée. Elle est habituellement abordée au bord supérieur du pancréas, avant son entrée dans le pédicule hépatique. Deux écarteurs de FARABEUF réclinent le bord supérieur du pancréas où l'artère est engainée dans un important feutrage nerveux.

L'AMS est souvent revascularisée isolément **(Figure 8.43)**, même chez les patients pluri-tronculaires, en raison de la richesse des voies anastomotiques de suppléance. L'abord inter-duodéno-pancréatique est le plus classique[124]. Cet abord mésentérique peut, en fonction de l'extension des lésions athéromateuses, être prolongé vers la périphérie.

En cas de revascularisation associée par pontage antérograde de l'AMS et de l'artère hépatique, il est possible de mettre en place un pontage bifurqué **(Figure 8.41)** ou de réimplanter l'artère hépatique sur le pontage aorto-mésentérique **(Figure 8.44)**.

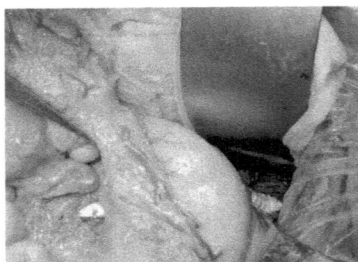

Figure 8.43 – *Revascularisation AMS par pontage antérograde*

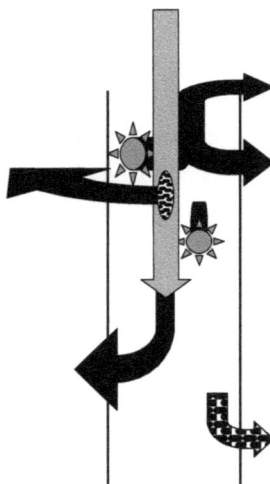

Figure 8.44 - *Pontage aorto-mésentérique antérograde avec réimplantation hépatique.*

L'AMI fait rarement l'objet d'une revascularisation. Son abord est identique à celui de l'aorte sous-rénale. La revascularisation est plutôt faite par réimplantation directe dans un pontage aortique ou mésentérique que par pontage aorto-mésentérique inférieur.

L'anastomose distale d'un pontage revascularisant une artère digestive peut être termino-latérale ou termino-terminale. L'avantage de cette dernière est d'obtenir une

146

suture hémodynamiquement satisfaisante, avec un trajet du pontage moins sujet à une plicature. Quant à elle, l'anastomose termino-latérale permet une meilleure revascularisation des branches et maintient une circulation dans l'axe sténosé lors d'une occlusion du pontage.

Si les lésions tronculaires sont très extensives, l'anastomose distale du greffon peut être placée sur les branches de division des artères plutôt que sur un tronc très calcifié[122].

En cas de lésions plurifocales des artères digestives, il peut aussi être indiqué de revasculariser les artères hypogastriques[124], soit par l'intermédiaire d'un pontage aorto-iliaque ou fémoral, soit par pontage direct.

Le contrôle de l'efficacité de la revascularisation peut être fait par artériographie per-opératoire. Le contrôle des revascularisations digestives par échographie-doppler contribue à diminuer leur taux d'échec précoce[102]. Pour les contrôles à distance, l'angiotomodensitométrie et l'angiographie par résonance magnétique sont performants.

8.2.4 – Choix techniques

8.2.4.1 – Nombre d'artères à revasculariser

Il est clairement établi que l'ischémie mésentérique n'apparaît que lorsque deux des trois troncs digestifs principaux sont oblitérés ou sténosés[9]. La question se pose régulièrement, en cas d'atteinte pluri-tronculaire, de revasculariser une ou plusieurs artères digestives.

Plusieurs équipes ont conclu, d'après leur expérience, à la nécessité de revasculariser l'ensemble des artères digestives[61, 124]. La revascularisation de l'ensemble des artères atteintes entraîne cependant une augmentation du nombre de complications post-opératoires[123].

KIENY[125] a défendu les revascularisations incomplètes, estimant que l'AMS assurait l'essentiel du débit sanguin digestif, que la revascularisation d'une seule artère suffisait à faire disparaître la symptomatologie clinique et que la morbidité-mortalité d'une revascularisation unique était moindre.

L'analyse de l'arcade de RIOLAN[93] et des anastomoses artérielles digestives est indispensable pour juger du nombre d'artères à revasculariser. La revascularisation d'un seul tronc chez un malade riche en suppléance est la solution de simplicité et de sécurité.

8.2.4.2 – Pontage antérograde ou rétrograde ?

Comme il n'existe pas de statistiques indiscutables à partir de travaux prospectifs et que les séries publiées sont souvent composées de peu de malades, le choix des options thérapeutiques reste difficile. Il est impossible d'analyser séparément les résultats obtenus après pontage rétrograde ou antérograde.

La discussion entre revascularisation antérograde et rétrograde reste d'actualité. Les revascularisations rétrogrades sont les plus anciennes, mais sont couramment pratiquées.

Le pontage antérograde à partir de l'aorte supra-cœliaque est plus logique sur un plan hémodynamique. L'association d'une implantation haute, à cheval sur l'aorte et le TC peut permettre de réaliser une angioplastie du TC et une revascularisation de l'AMS par pontage[126]. L'abord de l'aorte supra-cœliaque reste difficile du fait de sa profondeur (en particulier chez le patient longiligne). L'implantation de la prothèse doit être à angle aigu sur l'aorte, l'aortotomie doit donc être suffisamment longue pour éviter les plicatures. Le trajet rétro-pancréatique est préférable pour éviter également ce problème. La branche mésentérique se positionne alors dans l'axe de l'AMS et la branche hépatique peut se courber sur le bord du pancréas.

Il est plus simple de faire une revascularisation rétrograde chaque fois que l'on corrige simultanément une lésion aorto-iliaque. Il faut être très attentif au risque de plicature de ces pontages et une longue courbure aorto-mésentérique permet de l'éviter lorsque le mésentère se rabat sur l'aorte sous-rénale[127].

8.2.4.3 – Choix des modalités de revascularisation

Le pontage est la technique de revascularisation la plus facile. Il est toujours réalisable quelle que soit l'anatomie du malade ou l'extension des lésions artérielles.

Il est recommandé d'utiliser une prothèse en Dacron ou en PTFE[121, 124]. Le Dacron à paroi mince, offre une bonne acceptation des courbes. L'utilisation d'un greffon saphène reste impérative dans les contextes septiques (résection intestinale).

L'association à une revascularisation aortique pour anévrysme ou sténose, ou à une revascularisation rénale est classique au cours de la chirurgie des artères digestives. Il n'a pas été démontré que la multiplicité des pontages et des revascularisations augmentait la mortalité post-opératoire. La chirurgie simultanée de l'aorte et des artères digestives est souvent appliquée à des malades asymptomatiques au plan digestif. Pour un malade asymptomatique devant bénéficier d'une chirurgie aortique, les sténoses du TC et de l'AMS associées supérieures à 70% sont une indication opératoire. Une lésion isolée du TC doit être surveillée. Une sténose serrée de l'AMS est traitée lors de la chirurgie aortique.

Devant les chiffres élevés de mortalité post-opératoire lors d'une ischémie intestinale aiguë avec infarctus intestinal[123, 124], il faut envisager la chirurgie préventive avec moins de réticence.

8.3 – ENDARTERIECTOMIE

L'endartériectomie a été le premier traitement des lésions athéromateuses sténosantes des artères digestives, responsables d'ischémie intestinale. Il a été rapporté pour la première fois par SHAW et MAYNARD[10] en 1958.

L'endartériectomie des artères digestives s'adresse par définition aux lésions athéromateuses et peut adopter différentes modalités :

- **endartériectomie par éversion** et réimplantation directe ou indirecte de l'artère
- **endartériectomie isolée à ciel ouvert**
- **endartériectomie par voie trans-aortique.**

Ces différentes modalités répondent à des situations techniques variables, dépendant de l'anatomie, des lésions artérielles, digestives et aortiques, de l'état du malade, des circonstances et du type de l'intervention. Elles peuvent intéresser une ou plusieurs artères digestives : TC, AMS, AMI, artères hypogastriques et peuvent être associées à d'autres revascularisations (rénale, aortique ou iliaque)[128]. Elles peuvent exceptionnellement êtres appliquées à des lésions inflammatoires chroniques[129].

8.3.1 – Principes généraux de l'endartériectomie

L'endartériectomie consiste à réaliser l'exérèse d'un séquestre athéromateux par clivage de celui-ci de la paroi artérielle saine. Le plan de clivage idéal est le plan externe de la média **(Figure 8.45)** dans lequel la spatule de ROB s'engage facilement. Un plan trop interne laisse en place des lésions athéromateuses pouvant être sources d'une récidive. Un plan trop externe, sous-adventiciel, est en général plus difficile à cliver et laisse en place une paroi fragile pouvant se déchirer[128]. Cependant, certaines lésions athéromateuses bourgeonnantes et calcifiées pénètrent profondément dans la média et rendent l'endartériectomie difficile.

L'arrêt de la plaque doit au mieux être réalisé sous contrôle de la vue et suppose un changement de plan d'endartériectomie du plan externe au plan moyen de la média pour permettre l'arrêt en pente douce. En présence d'un ressaut intimal, il est obligatoire de réaliser une fixation par des points un « U » à cheval entre la zone endartériectomisée et l'intima distale pour éviter la survenue d'une dissection lors du déclampage.

L'endartériectomie est une technique difficile. Idéalement, un contrôle per-opératoire par échographie-doppler ou artériographie est utile pour vérifier la bonne qualité de la revascularisation et l'absence de lésions résiduelles source de thrombose post-opératoire précoce[102, 130, 131].

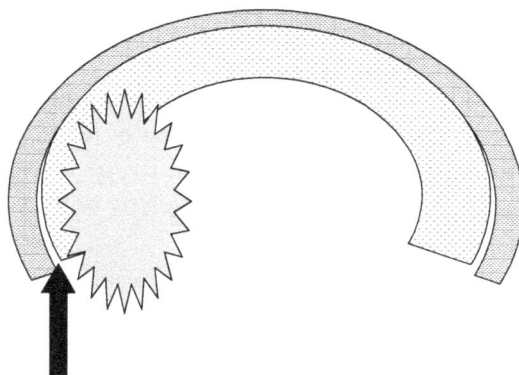

Figure 8.45 – *Coupe schématique de l'artère montrant le plan d'attaque de l'endartériectomie dans le plan externe de la média*

8.3.2 – Voies d'abord

L'endartériectomie des artères hypogastriques et mésentérique inférieure accompagne habituellement un geste de revascularisation aorto-iliaque. L'endartériectomie du TC et de l'AMS peut être réalisée isolément pour traiter une ischémie mésentérique chronique ou être réalisée conjointement à une revascularisation de l'aorte thoraco-abdominale ou sous-rénale en cas de lésions aortiques associées. La voie d'abord peut donc être très différente selon l'artère revascularisée, la nécessité d'une revascularisation aortique associée, l'état clinique du malade ou les circonstances de l'intervention.

8.3.2.1 – Laparotomie

La laparotomie médiane xipho-pubienne permet d'exposer correctement l'aorte inter- et sous-rénale, l'AMI et les artères hypogastriques. Le contrôle étendu des artères hypogastriques suppose de prolonger l'incision de la laparotomie médiane jusqu'au bord supérieur du pubis pour permettre un accès confortable au pelvis.

L'AMS peut être contrôlée par une voie inter-duodéno-pancréatique, en amont de la première artère jéjunale et de l'artère colique supérieure droite. Il faut se méfier à ce niveau d'une éventuelle artère hépatique droite naissant de l'AMS. L'AMS par la suite est progressivement disséquée vers l'amont en dessous du bord inférieur du corps du pancréas, en avant de la veine rénale gauche, contrôlée par un lac après section et ligature de la veine surrénalienne gauche. Il est parfois possible de disséquer l'AMS par cette voie sous-mésocolique jusqu'à son origine aortique, mais le contrôle de l'aorte en regard est impossible, il doit se faire en amont. Cette voie peut être utilisée pour une endartériectomie par ligature, section, éversion et réimplantation, par contre il est impossible de réaliser les autres types d'endartériectomie.

Le TC et l'aorte peuvent être abordés par cette voie antérieure et par un abord trans-hiatal. Cet abord permet également de contrôler les branches du TC sur plusieurs centimètres et parfois l'origine de l'AMS en arrière du bord supérieur du pancréas.

Il est aussi possible d'aborder le TC et l'AMS par une rotation médio-viscérale gauche[132, 133]. Il est préférable dans ces cas, en l'absence de revascularisation aorto-iliaque associée, de choisir une voie bi-sous-costale[130]. Une fois le contrôle aortique obtenu, la dissection des artères digestives est réalisée depuis l'aorte. Il est important de contrôler la distalité du TC et de l'AMS en zone saine, en aval des lésions athéroscléreuses. La limite des lésions est identifiée en palpant l'artère sur un dissecteur. L'étendue de la lésion permet d'orienter vers le type de revascularisation à choisir, l'endartériectomie étant préférée pour les lésions limitées.

152

8.3.2.2 – Lombotomie

Les artères viscérales peuvent aussi être abordées par une lombotomie sur la 11e côte. Il est possible par cette voie d'abord de libérer les deux premiers centimètres du TC et de l'AMS, mais il est souvent impossible de les disséquer en aval sans ouvrir le péritoine. La dissection du plan pré-rénal permet de gagner un ou deux centimètres sur l'AMS. Cet abord permet également le contrôle de l'origine de l'AMI et de l'axe iliaque gauche ainsi que de l'artère hypogastrique gauche. Il est par contre plus difficile d'aborder l'axe iliaque droit et l'artère hypogastrique droite. Cet abord est intéressant lorsque l'on a prévu une endartériectomie par voie trans-aortique pour des lésions limitées aux ostias des artères viscérales. Il s'agit d'une voie d'abord peu morbide. Elle permet une reprise rapide du transit. L'absence de laparotomie facilite les suites opératoires, en particulier sur le plan respiratoire.

8.3.2.3 – Voies thoraco-abdominales

La thoraco-phréno-laparotomie ou la thoraco-phréno-lombotomie sont plus rarement utilisées pour traiter les lésions isolées des artères viscérales sauf lors de conditions anatomiques particulières (obésité). Elles sont généralement réservées au traitement des lésions de l'aorte thoraco-abdominale et des artères digestives[134, 135]. Ces deux abords supposent une thoracotomie plus ou moins haute en fonction des lésions aortiques à traiter, une phrénotomie périphérique jusqu'au pilier gauche du diaphragme et un abord abdominal, rétro-péritonéal ou trans-péritonéal. L'abord rétro-péritonéal a le défaut de ne permettre d'aborder que l'origine des artères digestives et de l'artère rénale gauche. L'artère rénale droite n'étant pas accessible. Par thoraco-phréno-laparotomie il est possible de disséquer de façon plus étendue les artères digestives et de traiter les lésions plus distales.

8.3.3 – Techniques

8.3.3.1 – Endartériectomie par éversion et réimplantation

Elle consiste, une fois l'artère digestive sectionnée, à repérer le plan de clivage de la plaque. La section de l'artère doit tenir compte de la longueur nécessaire pour permettre de la réimplanter sans traction. L'aide et l'opérateur saisissent par une pince la paroi de l'artère en deux points orthogonaux. La spatule d'endartériectomie est engagée par l'opérateur dans le plan de clivage de la plaque jusqu'à la libérer circonférentiellement. La plaque est ensuite saisie fermement par la pince de l'opérateur tandis que la paroi endartériectomisée est éversée à la fois par l'aide et l'opérateur. Les deux pinces de l'aide maintiennent ensuite l'éversion et l'opérateur refoule la paroi endartériectomisée à la spatule tout en tractant fermement mais sans brutalité sur la plaque, jusqu'à ce qu'elle se détache en zone saine **(Figure 8.46)**.

L'arrêt de la plaque nécessite un changement de plan, du plan externe au plan moyen de la média. Cette technique nécessite de disséquer une portion saine d'aval au moins égale à celle que l'on souhaite endartériectomiser de façon à pouvoir réaliser facilement l'éversion sans être gêné par les adhérences péri-artérielles. La manœuvre d'éversion est facilitée par une traction sur le clamp, pour faciliter l'invagination. L'absence de décollement de l'intima d'aval est vérifiée. Un lambeau intimal doit impérativement être corrigé par résection ou par fixation avec des points transfixiants en « U ». L'artère est ensuite réimplantée directement ou par l'intermédiaire d'un greffon **(Figure 8.46)**.

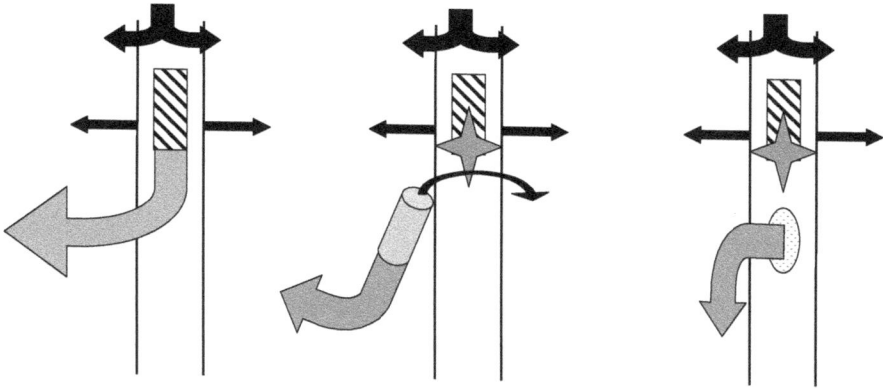

Figure 8.46 – *Technique de l'endartériectomie par éversion et réimplantation de l'artère mésentérique supérieure.*

La technique d'endartériectomie par éversion et réimplantation varie selon l'artère à traiter :

- sur le **TC**, cette technique est en général associée à une réimplantation indirecte par l'intermédiaire d'une prothèse implantée en termino-latéral sur l'aorte sus-jacente et anastomosée en termino-terminal sur le TC endartériectomisé. Dans certains cas favorables, il est aussi possible de réimplanter en latéro-terminal le TC traité sur l'AMS sous-jacente

- c'est surtout l'**AMS** qui est souvent traitée par cette technique. Par laparotomie médiane, l'artère est disséquée de bas en haut jusqu'à son origine aortique, liée au ras de l'aorte puis sectionnée **(Figure 8.46)**. L'extrémité d'aval est endartériectomisée par éversion puis réimplantée dans l'aorte ou dans une prothèse sous-rénale. La réimplantation est réalisée après découpe d'une pastille arrondie d'environ 8 à 10 mm. Cette technique évite ainsi l'utilisation d'une prothèse. Mais, en cas de difficulté

155

technique, la réimplantation peut se faire par l'intermédiaire d'un court segment prothétique ne dépassant pas 15 à 20 mm, évitant toute plicature lors de la remise en place de l'intestin[125]

- l'**AMI** nécessite souvent une endartériectomie avant réimplantation lors des revascularisations prothétiques aorto-iliaques. L'AMI est détachée avec une pastille aortique péri-ostiale. L'endartériectomie débute sur la pastille aortique jusqu'à l'ostium puis l'artère est éversée. L'extension de l'athérome est généralement courte. L'artère est ensuite réimplantée par l'intermédiaire de la pastille aortique après résection d'une pastille prothétique. En cas de difficulté, il est possible de sectionner l'artère plus distalement et de la réimplanter en palette avec un refend postéro-interne vérifiant l'arrêt de plaque. La réimplantation est le plus souvent directe, mais peut se faire avec un court segment prothétique[65]

- sur les **artères hypogastriques**, les rares lésions courtes peuvent êtres endartériectomisées par éversion. On sectionne les artères iliaques primitive et externe à 1 cm de l'ostium hypogastrique. Le reliquat d'artère iliaque est refendu, l'endartériectomie est débutée de façon circonférentielle et l'éversion est effectuée. Ensuite, l'artère est anastomosée à la branche homolatérale d'une prothèse aortique.

8.3.3.2 – Endartériectomie à ciel ouvert

C'est la technique d'endartériectomie la plus ancienne[10]. L'endartériectomie à ciel ouvert n'est plus guère employée.

Elle consiste à ouvrir longitudinalement l'artère jusqu'en zone saine et à effectuer l'endartériectomie sous contrôle de la vue **(Figure 8.48)**. Elle a l'avantage de bien exposer la fin de la plaque et de permettre de fixer aisément l'intima distale par des points en « U ». L'artère est généralement refermée par un patch pour éviter toute sténose. Elle s'adresse donc à des lésions étendues :

- **sur le TC**, l'artériotomie est poursuivie jusqu'à l'aorte car il faut prolonger l'endartériectomie à la paroi aortique en raison de la surcharge pariétale aortique juxta-ostiale très fréquente. L'artériotomie est ensuite refermée par un patch **(Figure 8.48)**.

Il est aussi possible de réaliser une endartériectomie à ciel ouvert de l'aorte et du TC et d'y implanter l'extrémité proximale d'un pontage destiné à l'AMS **(Figure 8.47)**, permettant de réaliser dans le même temps avec une seule prothèse l'angioplastie du TC et la revascularisation antérograde de l'AMS **(Figure 8.48)**

- **sur l'AMS**, cette technique est quasiment abandonnée à titre isolé car sa réalisation correcte nécessite une artériotomie aortique pour arrêter l'endartériectomie sur l'aorte. Cette endartériectomie rétrograde aveugle est dangereuse et aléatoire. Elle peut venir en complément d'une endartériectomie trans-aortique dont l'arrêt distal sur l'AMS est souvent imparfait

- **sur l'AMI et les artères hypogastriques**, elle est rarement effectuée. En cas de lésions étendues, il est souvent nécessaire de réaliser un pontage.

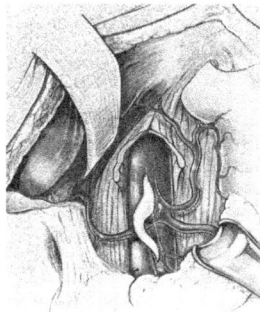

Figure 8.47 – *Endartériectomie du TC et pontage antérograde de l'AMS*

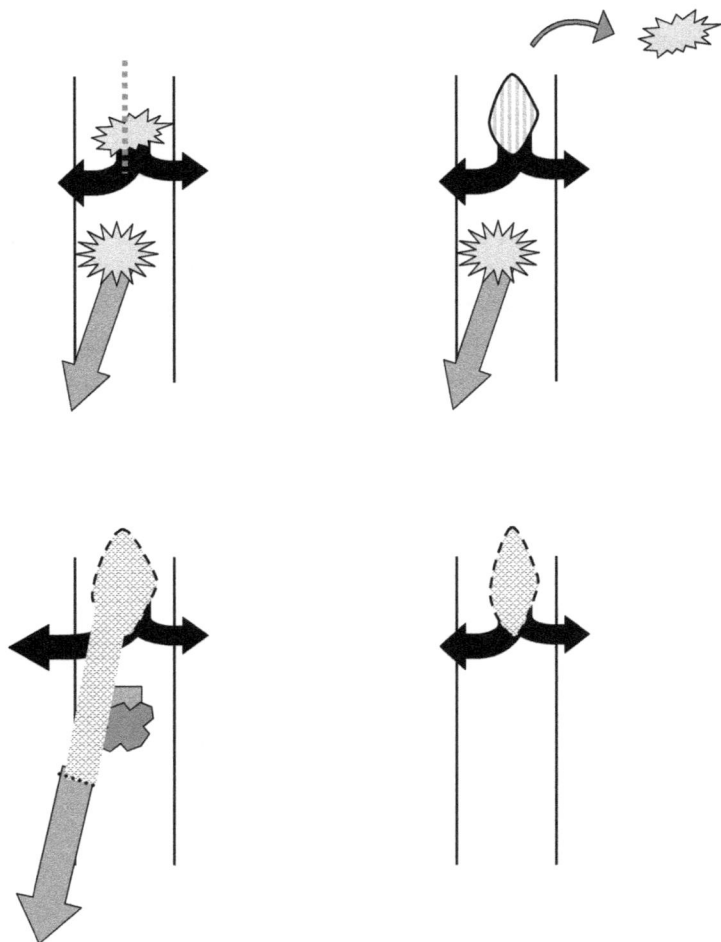

Figure 8.48 – *Technique d'endartériectomie trans-artérielle du TC par abord antérieur. L'artériotomie peut être refermée par un patch ou par une prothèse revascularisant l'AMS.*

8.3.3.3 – Endartériectomie trans-aortique

L'endartériectomie trans-aortique **(Figure 8.49)** consiste à réaliser par une aortotomie curviligne une endartériectomie des artères digestives et de l'athérome aortique adjacent.

Cette technique est séduisante car elle permet de traiter plusieurs axes dans le même temps sans matériel prothétique, rapidement avec une seule suture. Elle suppose une voie d'abord étendue et un clampage de l'aorte supra-cœliaque, ce qui la réserve aux malades à faible risque chirurgical. Elle permet de traiter les lésions fréquemment associées des artères rénales.

Elle s'adresse à des lésions oblitérantes courtes, ostiales et juxta-ostiales des artères digestives et aux lésions aortiques athéromateuses bourgeonnantes de l'aorte juxta-viscérale, dénommé « coral-reef »[32]. Elle peut aussi accompagner le traitement de lésions anévrysmales ou occlusives de l'aorte thoraco-abdominale ou sous-rénale.

L'abord peut être réalisé par laparotomie avec rotation médio-viscérale gauche, lombotomie ou thoraco-phréno-lombo ou laparotomie. L'aorte supra-cœliaque, sous-rénale et chacun des axes sont contrôlés en zone saine et clampés **(Figure 8.50)**. L'aortotomie, curviligne, débute 1 à 2 cm au dessus du TC à la face antérieure de l'aorte pour se recourber en arrière des artères digestives en restant à environ 1 cm des ostia **(Figure 8.49)**. Au-dessous de l'AMS, l'incision se recourbe en avant de façon à réaliser un volet pour exposer les ostia des artères digestives. Le reflux des lombaires est contrôlé par des « bull-dogs » ou des pinces de Bengoléa.

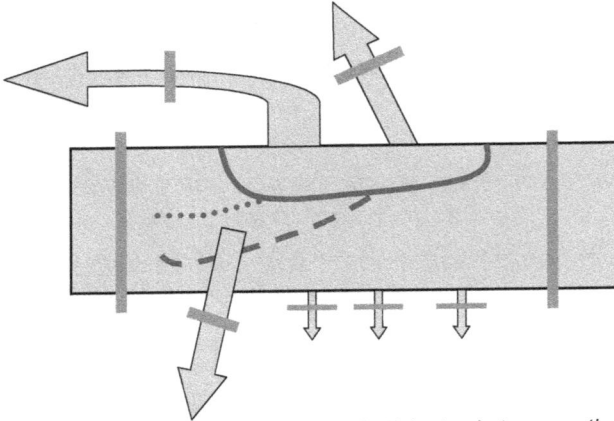

Figure 8.49 – *Vue latérale gauche = endartériectomie trans-aortique du TC et de l'AMS par une aortotomie curviligne.*

Clamps (rouge) ; aortotomie (Bleu)

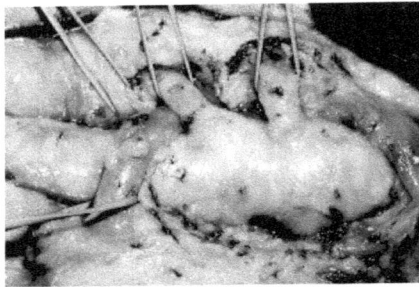

Figure 8.50 – *Contrôle des différents axes*

L'endartériectomie commence sur la paroi aortique **(Figures 8.51, 8.52)**, puis celle des artères digestives n'est débutée qu'après la libération complète de la plaque aortique pour pédiculiser les lésions des artères digestives.

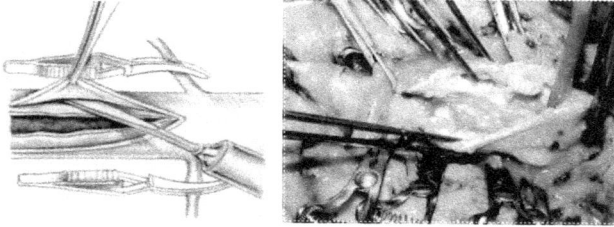

Figures 8.51, 8.52 – *Début de l'endartériectomie*

Au niveau du TC, la lésion s'arrête souvent rapidement. Sur l'AMS, les lésions s'étendent fréquemment à distance **(Figure 8.53)**. Si l'arrêt n'est pas contrôlable par voie endo-aortique, il faut réaliser une endartériectomie complémentaire à ciel ouvert.

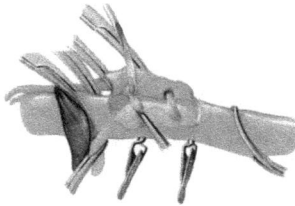

Figure 8.53 – *Endartériectomie du TC et de l'AMS*

L'aortotomie est fermée par un double surjet et la circulation est rétablie après les manœuvres de purge. Le déclampage aortique doit être progressif et séquentiel dans un premier temps dans les artères digestives et rénales, puis dans l'aorte sous-rénale pour éviter une hypotension artérielle brutale.

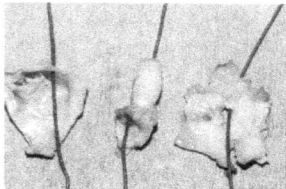

Figure 8.54 – *Séquestre athéromateux endartériectomisé*

L'endartériectomie peut être étendue aux artères rénales en prolongeant l'incision aortique vers le bas au-dessous des ostia des artères rénales en passant en pré- ou rétro-rénal gauche **(Figure 8.49).**

En cas de lésions aortiques sous-jacentes, une fois l'aorte refermée et les artères viscérales traitées et remises en circulation, l'aorte peut être sectionnée transversalement en sous-rénal pour implanter en termino-terminal une prothèse aortique.

Dans les anévrysmes thoraco-abdominaux, une endartériectomie trans-aortique peut être effectuée en cas de lésions sténosantes associées des artères digestives avant réimplantation de la palette viscérale sur la prothèse.

8.3.4 – Choix techniques – Discussion

L'endartériectomie des artères digestives reste une technique peu répandue, probablement du fait de sa difficulté technique et du nombre relativement faible de patients justifiant d'une revascularisation des artères digestives.

L'endartériectomie trans-artérielle à ciel ouvert n'a plus qu'un intérêt historique et n'est pratiquée que rarement.

Les résultats à long terme sont satisfaisants, avec peu de récidives ischémiques[102, 129, 131]. Ils s'expliquent par la revascularisation multi-tronculaire de cette technique.

Nous avons vu précédemment pour les pontages que la multiplication des axes revascularisés augmente la morbi-mortalité, associée dans le cas d'une endartériectomie à une voie d'abord large et délabrante. Cette technique est donc à réserver aux patients à faible risque chirurgical et aux lésions anatomiques aortiques et viscérales étendues.

8.4 – TRANSPOSITION DE L'AMS

La transposition ou réimplantation de l'artère mésentérique supérieure représente une des techniques les plus anciennes, elle a été proposée en 1957 par MIKKELSEN[9].

Ce procédé, simple en théorie, est difficile à appliquer d'où la relative désaffection de cette technique, qui reste réalisable et donne d'excellents résultats lorsque les conditions anatomiques et techniques sont réunies.

8.4.1 – Voies d'abord

La réalisation d'une transposition de l'AMS suppose que l'on puisse libérer l'artère sur 4 à 5 cm depuis son origine jusqu'à l'émergence de ses premières branches collatérales. Il faut aussi pouvoir accéder confortablement à toute l'aorte inter-rénale et le plus souvent avoir également accès à l'aorte sous-rénale dans sa totalité.

Cette technique peut être réalisée en utilisant aussi bien une laparotomie médiane qu'une incision bi-sous-costale. Elle peut aussi se faire par voie rétro-péritonéale mais nécessite en général une courte extension vers le thorax pour pouvoir accéder correctement à l'aorte inter- et sus-rénale.

L'abord de l'AMS de son origine jusqu'aux premiers centimètres peut s'effectuer de diverses façons : par abord de l'aorte cœliaque, par voie inter-duodéno-pancréatique, par décollement duodéno-pancréatique, par rotation médio-viscérale ou par voie rétro-péritonéale.

- Par voie cœliaque, il est possible en poussant la dissection vers le bas au-dessous du TC d'accéder à l'origine de l'AMS. La dissection de l'origine de l'AMS est le plus souvent possible mais pour libérer l'artère en aval, il faut récliner le bord supérieur du pancréas vers le bas. Toutefois, il n'est en général pas possible de pratiquer une dissection suffisante pour réaliser une transposition par cette voie d'abord.

- **L'abord inter-duodéno-pancréatique** est la voie classique permettant de disséquer l'artère de son origine jusqu'aux premières artères jéjunales et de disposer de 5 à 6 cm d'AMS.

- **Le décollement duodéno-pancréatique**[92] permet d'aborder l'AMS dans sa portion rétro-pancréatique. Mené classiquement de la droite vers la gauche, il expose la veine cave inférieure, la veine rénale gauche et l'origine de l'AMS. Cet abord permet un accès suffisant pour réaliser une transposition.

- **La rotation médio-viscérale gauche** par voie abdominale offre un excellent jour sur l'origine des artères digestives, mais celui-ci n'est pas nécessaire pour la réalisation d'une transposition.

- **La voie rétro-péritonéale** peut faire appel à un accès classique par lombotomie ou à une vraie thoraco-phréno-lombotomie. Son intérêt est d'éviter la dissection intra-péritonéale, d'offrir un accès large à toute la région, de pouvoir s'étendre vers le haut ou vers le bas et de présenter une faible morbidité. De plus cette voie constitue une alternative dans les réinterventions et les abdomens hostiles.

8.4.2 – Technique : Transposition

La technique consiste en une section de l'AMS suivie de sa transposition sur la face antérieure de l'aorte juxta- ou sous-rénale **(Figure 8.55)**.

La dissection de la région doit être large. On débute par l'individualisation de la veine rénale gauche. Elle est mise sur lacette de silastic, pour bien la mobiliser vers le haut ou le bas. Il est souvent nécessaire de ligaturer la veine surrénale gauche. Ensuite, la dissection est poursuivie vers l'origine des deux artères rénales, permettant leur clampage éventuel et donnant un bon jour sur toute l'aorte inter-rénale au niveau de laquelle la transposition peut être effectuée.

Puis l'aorte est dégagée en amont pour accéder à l'origine de l'AMS. En aval la progression se poursuit en veillant à ne pas léser les premières branches collatérales.

164

Les explorations préopératoires permettent de repérer les branches jéjunales et les variations anatomiques: artère colica media, artère hépatique droite issue de l'AMS. Ces deux configurations anatomiques vont limiter les possibilités de transposition de l'AMS.

Il faut obtenir une dissection de 4 à 6 cm du trajet initial d'AMS pour pouvoir réaliser la transposition dans de bonnes conditions.

Le site de transposition se situe sur l'aorte ou sur un corps prothétique **(figure 8.55)** (lors d'une revascularisation associée). Pour le déterminer, la difficulté réside dans le trajet et le positionnement de l'AMS :

- la position de l'artère : en position opératoire, le grêle est éviscéré et aucune traction n'est faite sur l'AMS. Or une fois l'intervention réalisée, le malade sera debout et dans cette position l'AMS se verticalise et la masse du grêle entraîne une traction vers le bas du pédicule. Il est donc impératif d'anticiper lors de la transposition sur cette situation anatomique et donner suffisamment de longueur et de souplesse pour éviter toute plicature

- l'étendue des lésions athéromateuses de l'AMS : les lésions étendues ne permettent pas de réaliser une transposition dans de bonnes conditions. Il faut toujours (et cela s'applique à toute restauration artérielle) revasculariser en zone saine. Si les lésions sont diffuses, on peut envisager soit d'associer une endartériectomie d'aval par retournement, soit de réséquer jusqu'en zone saine et effectuer une réimplantation indirecte en interposant un segment prothétique

- la qualité de la paroi aortique : pour effectuer une transposition, l'AMS doit être réimplantée dans une paroi aortique saine. L'intérêt des explorations préopératoires est d'apprécier ce point particulier. Bien évidemment, lors de revascularisation aortique associée, le problème ne se pose pas.

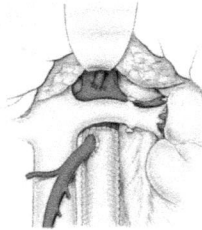

Figure 8.55 – *Réimplantation de l'AMS dans une prothèse aortique*

Si le geste sur l'artère viscérale est isolé, l'extension des lésions à la paroi aortique avec calcifications diffuses doit faire changer de technique et proposer une autre revascularisation.

Une fois le site d'implantation choisi, il est repéré par un point afin de vérifier que l'AMS se positionne sans tension et avec un trajet harmonieux.

Puis l'origine de l'AMS est ligaturée et sectionnée. Il est possible de réaliser un clampage latéral de l'aorte. La réimplantation de l'AMS est effectuée en position proche de la position anatomique avec un angle de 35 à 45° **(Figure 8.56)**.

Si une réimplantation indirecte est rendue nécessaire, le segment prothétique doit être le plus court possible.

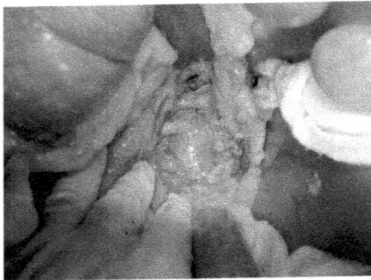

Figure 8.56 – *Réimplantation de l'AMS*

8.4.3 – Discussion

La transposition de l'AMS est une technique ancienne, décrite par MIKKELSEN, un des pionniers de cette chirurgie[9].

Elle présente comme **avantages :**
- sa simplicité, elle rétablit l'anatomie normale
- son bénéfice hémodynamique, car il s'agit d'un montage revascularisant l'AMS de façon antérograde
- son association facile à une revascularisation aortique ou rénale.

Ses inconvénients sont aussi bien connus :
- sa réalisation est simple en théorie, la pratique l'est moins, surtout chez les malades profonds ou en cas de racine du mésentère courte
- le positionnement et le calcul de l'angulation sont délicats et exposent à des vices techniques
- l'état actuel des malades athéromateux engendre souvent des lésions très étendues et plus diffuses, qui rendent difficile la transposition, avec une aorte très calcifiée.
- actuellement, lorsque les lésions de l'AMS sont très limitées à son premier segment, l'angioplastie endoluminale devient une alternative intéressante à la chirurgie conventionnelle.

8.5 – TRAITEMENT ENDOVASCULAIRE

8.5.1 – Historique

Les techniques endovasculaires de revascularisation existent depuis 1964[136]. Il a fallu attendre 1980 et le développement du matériel pour traiter de nombreux territoires et voir la première publication d'angioplastie d'une AMS[13, 14]

8.5.2 – Technique

8.5.2.1 – Angioplastie

L'angioplastie est une technique réalisable sous anesthésie locale ou générale. Le cathétérisme s'effectue selon la méthode de SELDINGER **(Figure 8.57)**. Selon le siège de la lésion et les conditions anatomiques, un abord au membre inférieur ou au membre supérieur est choisi. L'artère est ponctionnée à contre courant.

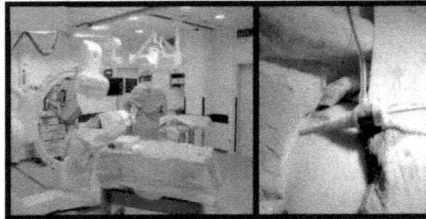

Figure 8.57 – *Ponction percutanée selon la technique de SELDINGER*

La procédure d'angioplastie suit toujours les étapes suivantes : cathétérisme prudent de la sténose par un guide souple, montée du ballon sur le guide et inflation en regard de la sténose. Après déflation, guide en place, on réalise un contrôle angiographique. Puis on retire le guide et la procédure est terminée. S'il existe une irrégularité pariétale à type de dissection, une inflation prolongée à basse pression sera tentée. Enfin, on discute la pose d'une endoprothèse s'il existe un dégât pariétal important (dissection) ou une sténose résiduelle hémodynamique (recoil).

La tendance actuelle est de réaliser l'angiographie diagnostique et le traitement endovasculaire dans le même temps.

La technique d'angioplastie des artères digestives ne diffère pas de celle des autres artères périphériques.

Abord artériel

L'orientation très descendante de l'AMS peut faire préférer un abord au membre supérieur, mais actuellement l'utilisation de guides rigides permet dans la plupart des cas de réaliser ce geste par voie fémorale. Lors d'un abord au membre supérieur, il faut privilégier l'abord huméral qui est moins iatrogène (hématome, compression nerveuse). On peut même envisager, avec la miniaturisation du matériel (cathéter d'angioplastie 3F), un abord radial.

Lorsque l'abord est huméral, l'utilisation d'un désilet long, permet les échanges de matériel en cours de procédure tout en protégeant les troncs supra-aortiques des migrations emboliques.

Cathéters et guide

Les systèmes coaxiaux sont aujourd'hui délaissés au profit des systèmes de cathéters sur guide ; certains utilisent des systèmes monorail qui imposent des contraintes de diamètre de guide. Si la voie fémorale est utilisée, les guides doivent avoir une certaine rigidité (Rosen©).

Approche

Une aortographie abdominale globale (« queue de cochon » 4F) est systématique **(Figure 8.58)**, comportant une incidence de face, de profil et deux obliques.

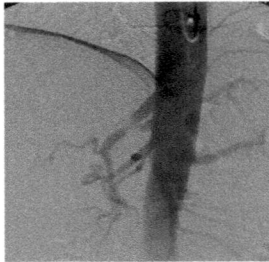

Figure 8.58 – *Aortographie globale*

L'angiographie préalable précise les caractères de la lésion : son degré, son siège, ses dimensions, ses rapports avec des collatérales. Elle permet de sélectionner le matériel nécessaire.

Le cathétérisme du tronc digestif est alors réalisé **(Figure 8.59)**. Le guide est poussé prudemment au travers de la sténose. L'orientation très descendante de l'AMS incite à protéger la progression en regard du site de dilatation, soit par cathéter guide, soit par franchissement de la lésion avec le désilet long. Quel que soit le dispositif, quand le ballon est en regard du site d'angioplastie, le désilet ou le cathéter est retiré et une injection de contrôle permet d'ajuster le positionnement.

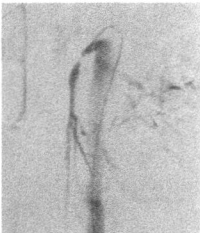

Figure 8.59 - *Cathétérisme de l'AMS*

Ballonnet

La sonde à ballonnet est glissée sur le guide au travers de la sténose **(Figure 8.60)**, idéalement la dilatation ne devrait concerner que la zone lésée.

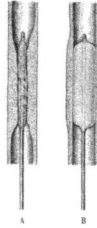

Figure 8.60 – *Inflation du ballon*

Pour choisir le diamètre du ballon, on aura mesuré par calibrage automatique, le diamètre artériel en amont et en aval de la sténose, au-delà de la dilatation post-sténotique. Les avis restent partagés sur le diamètre idéal : en général on effectue une surdilatation de 110% en cas de sténose athéromateuse et un ballon de diamètre identique à celui de l'artère en zone saine est choisi en cas de lésion dysplasique.

Le ballonnet est gonflé à l'aide d'un manomètre gradué **(Figure 8.61),** rempli de produit de contraste iodé dilué à 50% avec du sérum physiologique. Il semble préférable de réaliser des inflations prolongées (120 à 240 secondes).

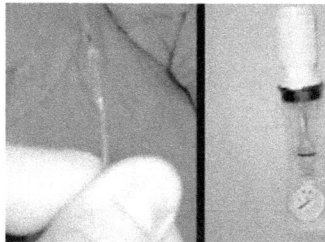

Figure 8.61 - *Manomètre*

Un contrôle angiographique par aortographie globale est effectué pour finir la procédure (Figure 8.62).

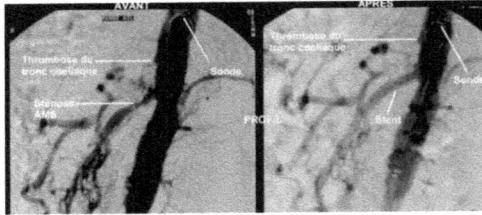

Figure 8.62 – *Contrôle post-procédure*

8.5.2.2 – Stent

Choix de l'endoprothèse

On peut être conduit à utiliser une endoprothèse (stent). Il en existe un grand nombre de nos jours. Ils sont tous métalliques (acier, nitinol, acier au cobalt, tantale), ils peuvent être largables sur ballon ou autoexpensibles (Tableau 4).

	PALMAZ©	WALLSTENT©	STRECKER©	MEMOTHERM©
Acier				
Nitinol				
Cobalt				
Tantale				
Ballon				
Autoexpensible				

Tableau 4 – *Caractéristiques de différents stents*

De nombreux éléments guident le choix du modèle de stent (calibre, profil, radio-opacité, flexibilité, résistance radiale, taux de raccourcissement).

En cas de sténose ostiale ou proximale, on privilégie la précision de pose (la fixité après le largage), de telle sorte que la protrusion aortique reste limitée.

En cas d'angle aortique très aigu, d'artère sinueuse, on privilégie la souplesse de la prothèse.

La longueur du stent est choisie pour couvrir toute la lésion, mais en évitant de provoquer une hyperplasie myo-intimale en zone saine et en préservant l'éventualité d'un pontage artériel en aval du stent. Les diamètres retenus correspondent au calibre du dernier ballon utilisé.

Complications du « stenting »

Les complications spécifiques sont la thrombose, la migration d'emboles cruoriques et l'échec d'implantation.

Indications du « stenting »

Trois situations constituent des indications reconnues de l'implantation d'un stent : échec primaire et complication perprocédure de la dilatation au ballon, resténose à distance (dès la première récidive).

Le syndrome du ligament arqué semble reconnu comme une contre-indication à la pose d'un stent[137].

8.6 – TRAITEMENT LAPAROSCOPIQUE

La chirurgie des artères digestives représente moins de 5% des revascularisations artérielles. Les techniques de revascularisation comme nous l'avons déjà vu sont nombreuses : l'endartériectomie, les pontages antérogrades et rétrogrades et la transposition.

La laparoscopie propose de retranscrire toutes ces techniques en changeant la voie d'abord.

8.6.1 – Voies d'abord

L'abord laparoscopique de l'aorte par voie colique gauche pré-rénale représente une évolution. Il permet d'effectuer une exposition complète de l'artère mésentérique supérieure après exposition de l'aorte sus-rénale.

Cette exposition est obtenue par extension de la dissection dans le plan rétro-pancréatique : dans ce cas, la libération de l'angle colique gauche doit être complète.

8.6.2 – Technique

Pontage rétrograde

Nous décrirons ici la technique utilisée en cas de revascularisation combinée aorto-bifémorale et mésentérique supérieure par une prothèse trifurquée **(Figure 8.63)** introduite dans l'abdomen par l'un des trocarts. Le jambage droit est tunnéllisé pour stabiliser la prothèse en position anatomique avant la réalisation de l'anastomose proximale latéro-terminale au niveau de l'aorte. L'anastomose aorto-prothétique est effectuée par deux hémi-surjets de polypropylène 3/0. Le clampage proximal de l'artère mésentérique supérieure est effectué par un clamp laparoscopique (B-Braun-Aesculap ou Storz-France) introduit par le trocart n°5. Le clampage distal de l'artère mésentérique supérieure est effectué par la mise en place d'un clamp laparoscopique largable. On effectue une artériotomie longitudinale, afin de pouvoir effectuer une anastomose latérale.

On prolonge l'artériotomie aux ciseaux de Potts endoscopiques puis l'anastomose est débutée par un point au talon de la prothèse. L'anastomose artério-prothétique termino-terminale est alors effectuée par deux hémi surjets de polypropylène 6/0. Comme nous l'avons précédemment décrit. Le jambage gauche est ensuite tunnéllisé. La table est remise à plat. Les anastomoses distales sur les artères fémorales communes sont réalisées de façon conventionnelle. Après déclampage, on vérifie l'hémostase du moignon aortique distal et l'anastomose proximale sous laparoscopie et l'on effectue une artériographie de contrôle **(Figure 8.64)** systématique afin de dépister un éventuel défaut de l'anastomose mésentérique supérieure et un mauvais positionnement de la prothèse. Le mesocolon est repositionné sous contrôle vidéoscopique, pour isoler la prothèse. Le pneumopéritoine est exsufflé sur un drain de Redon.

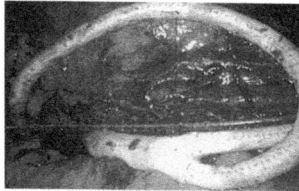

Figure 8.63 – *Prothèse aorto-mésentérique supérieure rétrograde*

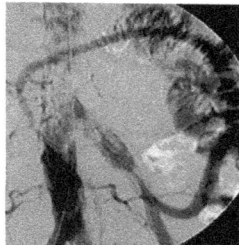

Figure 8.64 – *Artériographie post-opératoire*

Pontages antérogrades

Les pontages antérogrades sont théoriquement réalisables par voie laparoscopique. Il est nécessaire de procéder à une double voie d'abord, une voie trans-hiatale pour réaliser l'anastomose proximale au niveau de l'aorte cœliaque et une voie transpéritonéale directe pour l'anastomose distale sur l'AMS. La prothèse est tunnélisée en rétro-pancréatique comme en chirurgie ouverte. Cette technique permet d'obtenir la configuration hémodynamique idéale dans la revascularisation des artères digestives.

8.6.3 – Choix technique – Discussion

Nous avons vu que certaines revascularisations digestives étaient réalisables sous cœlioscopie : les revascularisations rétrogrades combinées aux pontages aorto-bifémoraux, la réimplantation de l'AMI, la chirurgie du ligament arqué. D'autres sont en cours de réalisation : les pontages antérogrades à partir de l'aorte cœliaque.

La laparoscopie permet de réaliser, avec une moindre morbi-mortalité, des revascularisations qui ont fait leur preuve.

Ces dernières années, la laparoscopie a pris son essor pour les lésions occlusives aorto-iliaques et les lésions anévrysmales aortiques, cependant cette chirurgie reste l'affaire de pionniers avec peu de centres qui la réalisent couramment.

La chirurgie des artères digestives par voie totalement laparoscopique est en voie de développement. Par le biais d'une diffusion de la technique, d'un enseignement précoce des étudiants et de l'utilisation de la voie de CAU, la cœlioscopie devrait encore se développer permettant de réaliser de nombreuses revascularisations.

8.7 – CHIRURGIE DU LIGAMENT ARQUE

Comme la compression du TC est induite par le ligament arqué, seul un traitement chirurgical permet de corriger définitivement la compression extrinsèque **(Figure 8.65)** et de corriger sa conséquence (sténose du TC). La prise de pression permet de guider le choix thérapeutique.

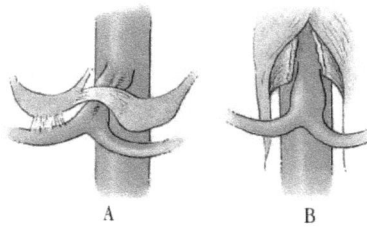

Figure 8.65 – *Section du ligament arqué*

8.7.1 – Techniques chirurgicales

La chirurgie conventionnelle est la plus répandue, mais les progrès techniques du traitement endovasculaire et de la laparoscopie permettent de proposer des alternatives thérapeutiques.

8.7.1.1 – Chirurgie conventionnelle[138]

L'abord du TC est idéalement réalisé par une **voie trans-hiatale**. Le ligament arqué est incisé sur un dissecteur mousse qui refoule en arrière le TC et l'aorte. Si un pontage ou une réimplantation sont nécessaires pour traiter une thrombose du TC, l'exposition aortique doit être poursuivie en incisant le pilier droit. Cette voie est toujours étroite et profonde, mais elle est la plus directe pour assurer la libération du TC.

L'abord cœliaque peut aussi être mené par voie rétropéritonéale, par **lombotomie ou par thoracophrénolombotomie.** La lombotomie permet les revascularisations antérogrades. La seconde autorise différents gestes chirurgicaux : pontage, réimplantation, endartériectomie.

8.7.1.2 – Angioplastie transluminale percutanée

Les difficultés d'abord de l'aorte cœliaque ont incité certains auteurs à proposer le traitement endoluminal. Cette technique est séduisante, mais ne tient pas compte de la physiopathologie de la lésion : il s'agit d'une compression extrinsèque non athéroscléreuse du TC. L'angioplastie peut donner l'illusion dans un premier temps d'une efficacité, mais les resténoses sont très fréquentes. La mise en place d'endoprothèses n'a pas réglé ce problème. **Le syndrome du ligament arqué doit être considéré comme une contre-indication à l'angioplastie transluminale.**

8.7.1.3 – Technique laparoscopique

Il existe peu de publications qui relatent cette technique dans le traitement du ligament arqué[139].

Le malade est installé en décubitus dorsal. L'opérateur se place entre les jambes du malade, tandis que l'aide se place à sa droite et l'instrumentiste à sa gauche.

L'insufflation est effectuée à l'aiguille de PALMER introduite en para-rectal gauche. Un trocart de 10 mm positionné en sus-ombilical **(1)** permet d'introduire un optique à angle de vision de 0°. Un autre trocart de même calibre, positionné en sous-costal droit, permet l'introduction d'un rétracteur pour relever le lobe gauche du foie **(2)**. Un trocart de 5 mm disposé en para-rectal droit est utilisé pour l'introduction d'une pince à préhension **(3)**, un second de 5 mm **(4)** sert avec le précédent de trocart opérateur. Enfin, à gauche et plus latéralement, un dernier trocart de 5 mm **(5)** permet l'introduction d'une pince de Babcock ou d'une canule de lavage **(Figure 8.66)**.

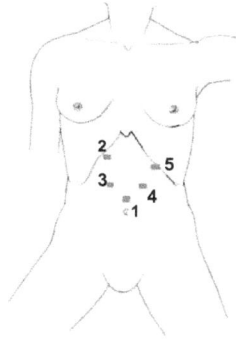

Figure 8.66 – *position des trocarts*

La pars flacida du petit épiploon est ouverte sur l'arrière cavité. Le petit épiploon est récliné vers le bas. Le repérage de l'aorte est facilité par la position de l'œsophage et par les piliers du diaphragme qui entourent ses faces antérieures et latérales. L'intervention est menée de haut en bas, du diaphragme vers le bord supérieur du TC. Les piliers du diaphragme sont ensuite sectionnés au ciseau ou au crochet coagulateur, permettant de mettre à nu la face antérieure de l'aorte. Tout le tractus musculo-nerveux qui comprime le TC est sectionné. Une visualisation parfaite du TC témoigne de sa libération.

Elle évite la laparotomie médiane et garantit un meilleur confort post-opératoire. Mais cet abord ne peut être entrepris que par un chirurgien vasculaire ayant une expérience suffisante des techniques cœlioscopiques[140]. Toute plaie vasculaire dans cette région peut être source d'une hémorragie grave nécessitant une conversion rapide.

8.7.1.4 – Intérêt de la prise des pressions

THEVENET[141] et REILLY[142] ont insisté sur l'intérêt de la mesure per-opératoire des gradients de pression aorto-cœliaque avant et après la procédure de libération du ligament arqué.

179

Un gradient moyen de 35 mm Hg avant la dissection disparaît après décompression dans près de 80% des cas.

8.7.2 – Indications

Les lésions asymptomatiques du TC ne justifient pas un geste chirurgical de libération du ligament arqué.

La chirurgie est justifiée chez les malades symptomatiques ayant une lésion isolée ou associée à d'autres lésions artérielles.

Dans certains cas, le syndrome de compression du TC est découvert sur une angiographie effectuée au cours d'une autre pathologie. Il est alors discuté d'effectuer simultanément la libération du TC et la chirurgie aortique. Cette attitude est une affaire d'expériences personnelles, certains craignent de majorer la morbidité du geste chez un malade asymptomatique, d'autres pensent que dans la mesure où la voie d'abord est déjà effectuée il est logique de libérer le TC. Pour notre part, il ne nous apparaît pas licite d'effectuer un geste chirurgical sur le TC chez les patients asymptomatiques.

Enfin, il existe une indiscutable indication de restauration artérielle chez les malades atteints de compression du TC et chez qui une duodéno-pancréatectomie céphalique doit être effectuée. En effet, cette intervention interrompt les voies de suppléance et peut entraîner une ischémie sus-mésocolique post-opératoire.

9 – EXPERIENCE DU SERVICE DE CHIRURGIE VASCULAIRE TOULOUSAIN

9.1 – MATERIELS ET METHODES

Nous avons analysé de façon rétrospective les patients ayant bénéficié d'une chirurgie des artères digestives dans le service de chirurgie vasculaire toulousain des Professeurs BARRET et BOSSAVY. Toutes les données ont été enregistrées dans une base de donnée Microsoft Excel™, les statistiques ont ensuite été calculées avec ce tableur et avec les programmes Graphpad™ (Prism, Statmate et Instat).

Nous avons inclus 34 malades ayant bénéficié d'une reconstruction artérielle pour une ischémie mésentérique chronique sur les 30 dernières années (de novembre 1976 à juillet 2005). L'inclusion a volontairement été arrêtée, il y a un an pour permettre de réaliser un suivi. L'ischémie mésentérique était définie comme un syndrome associant angor mésentérique, amaigrissement par restriction alimentaire et lésions occlusives des artères digestives sur les explorations paracliniques.

Nous avons exclu tous les patients souffrant d'une pathologie mésentérique aiguë qu'elle soit d'étiologie embolique ou thrombotique.

Tous les malades ont bénéficié d'un bilan pré-anesthésique évaluant le risque opératoire. Nous avons réalisé une évaluation cardiologique et respiratoire complète. La recherche d'une coronaropathie a été systématique, dans un premier temps à partir d'un examen clinique orienté, d'un électrocardiogramme. Dans un deuxième temps, une scintigraphie myocardique au thallium-persantine ou une échographie cardiaque transthoracique de stress avec injection de dobutamine étaient toujours demandées. La positivité d'un de ces examens pouvait conduire à la réalisation d'une coronarographie. L'évaluation respiratoire à la recherche d'une pathologie obstructive était réalisée par un examen clinique, un prélèvement des gaz du sang puis des explorations fonctionnelles respiratoires.

Si la fraction d'éjection ventriculaire gauche était inférieure à 30%, ou la scintigraphie myocardique et l'échographie de stress pathologique, le geste opératoire était temporairement ou définitivement contre-indiqué.

Il en était de même pour une insuffisance respiratoire modérée ou sévère.

Si le patient se présentait avec un amaigrissement avancé (Body Mass Index < 20), nous procédions à une nutrition parentérale les quelques jours précédents l'intervention.

Nous avons adapté notre tactique chirurgicale à l'état du patient, à ses lésions artérielles. Toutes les techniques chirurgicales ont été réalisées.

9.2 – RESULTATS

9.2.1 – L'effectif

Notre série comporte 34 malades, âgés de 24 à 90 ans, avec une **moyenne d'âge** de 63,3 ans (Standart Deviation : 16,1 ans). Le groupe est composé de 22 hommes (65%) et 12 femmes (35%), le sex ratio est de 1,8 pour les hommes **(Tableau 5)**.

	N = 34	%
Hommes	22	65
Femmes	12	35

Tableau 5 – *Répartition selon le sexe*

On ne retrouve pas de différence de répartition d'âge par rapport au sexe. Les femmes sont âgées de 24 à 84 ans pour une moyenne de 62,8 ans (SD : 17,3) et les hommes ont de 34 à 90 ans avec une moyenne de 63,5 ans (SD : 15,8) **(Figure 9.1)**.

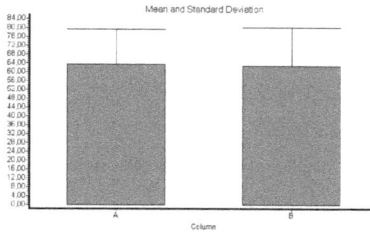

Figure 9.1 – *Différence de répartition selon le sexe :*
pas de différence significative P = 0,91 (t-test)

Le syndrome d'ischémie mésentérique est majoritairement d'origine athéroscléreuse pour 27 patients (79%). Viennent ensuite le syndrome du ligament arqué retrouvé dans 4 cas (12%), les vascularites inflammatoires pour 2 cas (6%) et un cas d'artériopathie précoce secondaire à une toxicomanie (3%).

	N = 34	%
Athérosclérose	27	79(1)
Ligament Arqué	4	12(2)
Takayasu – Vascularite inflammatoire	2	6
Toxicomanie	1	3(4)

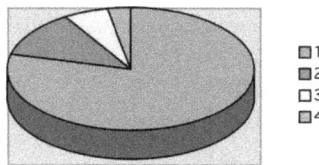

Tableau 6 – *Etiologie du syndrome d'ischémie mésentérique chronique*

Les vascularites inflammatoires sont primitives dans le 1er cas (3%) dans le cadre d'une maladie de TAKAYASU et secondaire à une maladie Lupique dans le 2e cas (3%).

Les données préopératoires concernant les facteurs de risques et la classification de la Société Américaine d'Anesthésiologie (ASA) sont résumées dans le **Tableau 7.**

Une grande majorité des patients présente au moins un facteur de risque cardiovasculaire dans 31 cas (91%).

Les plus fréquents sont le tabac et l'hypertension artérielle (HTA) dans respectivement 19 (56%) et 18 cas (53%).

On retrouve ensuite une dyslipidémie chez 13 patients (38%), un diabète sucré et un éthylisme chronique à égale proportion chez 5 malades (15%).

Une toxicomanie aux opiacées et au cannabis apparaît pour un malade (3%).

La répartition selon la classification ASA, montre une grande majorité de patients classés ASA II (56%) et III (38%). Les malades ASA IV, ayant le plus grand risque opératoire, sont peu nombreux (6%), et il n'y a aucun malade ASA I.

		N = 34	%
Facteurs de risque cardio-vasculaire		31	91
Absence de facteur de risque cardio-vasculaire		3	9
Tabagisme		19	56
HTA*		18	53
Dyslipidémie		13	38
Diabète		5	15
Alcoolisme		5	15
Toxicomanie		1	3
Classification ASA	Classe I	0	0
	Classe II	19	56
	Classe III	13	38
	Classe IV	2	6

(*) HTA : Hypertension Artérielle

Tableau 7 – *Facteurs de risque cardio-vasculaire chez 34 patients ayant bénéficié d'une chirurgie des artères digestives.*

D'après **le Tableau 8** retraçant les antécédents des patients, on retrouve une répartition généralisée de l'athérosclérose, 17 patients (50%) ont des antécédents vasculaires et 13 patients (38%) des antécédents cardiologiques.

La moitié des patients (17 cas) ont également déjà bénéficié d'un traitement chirurgical, dont 14 (41%) avec une chirurgie abdominale.

Sur le plan général, 9 patients (21%) présentent une BPCO, 2 (6%) souffrent d'Insuffisance Respiratoire Chronique.

	N = 34	%
Vasculaire	17	50
AOMI	12	
Carotide	5	
Aorte	6	
Cardiologiques	13	38
Cardiopathie ischémique	7	
Troubles du rythme	6	
Neurologique	2	6
Chirurgicaux	17	50
Digestif	8	
Cardiaque	1	
Urologiques	3	
Vasculaires	12	
Laparotomie	14	41
Généraux		
BPCO	9	21
I Resp Chr	2	6
IRC	2	6
Maladie Infectieuse	3	9
Néoplasie	4	12

Tableau 8 – *Antécédents généraux, médicaux et chirurgicaux des patients de la série.*

Tous les malades ont bénéficié comme précédemment expliqué d'un bilan pré-anesthésique évaluant le risque opératoire.

La fréquence des signes fonctionnels est présentée dans le **Tableau 9**. Au moment du diagnostic, 32 patients (94%) étaient symptomatiques.

On retrouve la **classique triade** conduisant à la suspicion de ce syndrome :
- 31 patients (91%) présentaient une douleur abdominale
- 28 malades (82%) souffraient d'une douleur abdominale post-prandiale
- chez 31 cas (91%) on a pu constater un amaigrissement.

Les autres symptômes étaient plus rares. Une diarrhée se déclarait chez 4 malades (12%), alors que 2 autres (6%) patients souffraient de nausées.

L'examen clinique authentifiait au cours de l'auscultation un souffle abdominal à 24 reprises (71%).

	N = 34	%
Symptômes	32	94
Douleur	31	91(1)
Angor	28	82(2)
Amaigrissement	31	91(3)
Diarrhée	4	12(4)
Nausées, vomissements	2	6(5)
Souffle abdominal	24	71(6)

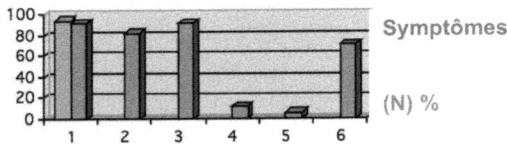

Tableau 9 – *Signes fonctionnels du syndrome d'ischémie mésentérique.*

À partir de ces signes fonctionnels, nous avons réalisé les examens complémentaires retracés dans le **Tableau 10.**

Nous remarquons que l'artériographie est l'examen de référence puisqu'elle a été pratiquée chez 31 malades (91%).

Ensuite c'est l'échographie qui a été réalisée chez 22 patients (65%), et moins fréquemment l'Angio-TDM et l'Angio-IRM, chez respectivement 8 (24%) et 1 (3%) malades.

Certains patients ont aussi bénéficié d'explorations digestives endoscopiques, dans 9 cas (26%) pour la gastroscopie et 6 cas (18%) pour la coloscopie.

	N = 34	%
Échographie	22	65(1)
Artériographie	31	91(2)
Angio-tomodensitométrie	8	24(3)
Angio-IRM	1	3(4)
Gastroscopie	9	26(5)
Coloscopie	6	18(6)

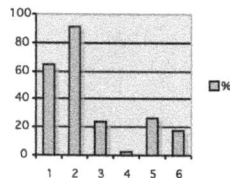

Tableau 10 – *Explorations pré-opératoires*

Les explorations paracliniques pré-opératoires ont permis de diagnostiquer les lésions des artères digestives. La répartition selon les axes est retranscrite dans le **Tableau 11.**

Les artères les plus souvent atteintes sont le TC chez 30 malades (88%) et l'AMS chez 28 autres (82%). L'AMI n'est pas exempte de lésions, elle est touchée dans 10 cas (29%).

Les associations lésionnelles les plus fréquentes concernent le TC et l'AMS dans 18 cas (53%) ou les 3 axes de façon synchrone dans 8 cas (24%).

Les lésions isolées des artères digestives sont rares, le TC seul est touché dans 3 cas (9%) et l'AMS dans 2 cas (6%).

Quant à l'AMI, elle est moins souvent mise en cause dans le syndrome d'ischémie mésentérique, on la retrouve associée au TC dans 1 cas (3%) et à l'AMS dans 1 autre cas (3%). Son atteinte isolée n'est jamais retrouvée dans la série.

	N = 34	%
TC	30	88
AMS	28	82
AMI	10	29
TC+AMS+AMI	8	24
TC+AMS	18	53
TC+AMI	1	3
AMS+AMI	1	3
TC isolé	3	9
AMS isolée	2	6
AMI isolée	0	0

Tableau 11 – *Répartition des lésions des axes digestifs.*

9.2.2 – Résultats peropératoires

Nous avons réalisé 34 revascularisations, décrites dans le **Tableau 12.**

	N = 34	%
Pontage	21	**61**(1)
Antérograde	12	
Rétrograde	9	
Endartériectomie	2	6(2)
Transposition - Réimplantation	5	15
Section isolée du ligament arqué	1	3(4)
Angioplastie transluminale	5	15(5)

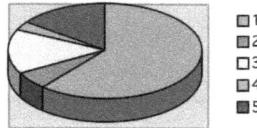

Tableau 12 –*Types de revascularisations réalisées sur les artères digestives.*

Sur les 34 interventions, nous avons majoritairement (21 cas = 61%) réalisé des revascularisations par pontage. Le plus souvent, il s'agissait d'un pontage antérograde (12 cas = 57%).

Ensuite, nous avons, à égale proportion, chez 5 malades (15%) pratiqué une réimplantation d'une artère digestive ou une angioplastie transluminale.

Seuls 2 patients ont bénéficié d'une thromboendartériectomie (6%).

Pour finir, dans le cadre d'un syndrome du ligament arqué, nous n'avons pas effectué de revascularisation (3%).

Dans **le Tableau 13**, nous avons détaillé chaque intervention, avec notamment la description des axes donneurs et receveurs.

189

		N = 34	%
Antérogrades		12	35
Revascularisation de deux axes (Hépatique – AMS)		10	83
Droit		5	
Bifurqué		5	
Revascularisation d'un axe (AMS)		2	17
Rétrogrades		9	26
Axe donneur	Aorto-bifémoral	6	67
	Aorte sous-rénale	2	22
	Artère iliaque gauche	1	11
Axe receveur	AMS	6	
	TC – AMS	3	
Angioplastie		5	15
	TC isolé	2	40
	AMS isolée	1	20
	TC - AMS	2	40
Réimplantation		5	15
	AMS dans aorte sous-rénale	2	40
	TC dans aorte cœliaque	2	40
	TC et AMS dans Pontage aortique	1	20
Endartériectomie		2	6
Pas de revascularisation		1	3

Tableau 13 – *Types de revascularisations et axes traités*

Pour les pontages antérogrades : nous avons majoritairement réalisé une revascularisation de 2 axes dans 10 cas (83%), avec un pontage droit ou bifurqué à égale proportion (5 cas).

Pour les pontages rétrogrades : la chirurgie des artères digestives était le plus souvent associée à une chirurgie aortique dans 6 cas (67%), sinon l'aorte sous-rénale était l'axe donneur dans 2 cas (22%) et dans un cas, il s'agissait de l'axe iliaque (11%). Contrairement aux pontages antérogrades, les pontages rétrogrades revascularisent un seul axe (2/3 des cas).

Pour l'angioplastie : elle était isolée dans 3 cas (60%) et de 2 axes dans 2 cas (40%).

Le TC ou l'AMS ont été **réimplantés** chacun dans 2 cas (40%).

		N = 4	%
Ligament Arqué			
	Réimplantation	2	50
	Section isolée du ligament	1	25
	Angioplastie transluminale	1	25

Tableau 14 – *Chirurgie du ligament arqué*

Les différentes techniques pour le syndrome du ligament arqué sont résumées dans le **Tableau 14.**

Dans 50 % des cas, une réimplantation a été nécessaire.

Dans **les Tableaux 15, 16, 17** nous avons résumé les caractéristiques opératoires.

		N = 34	%
Voies d'abord			
	Laparotomie médiane	**21**	**61**
	Laparotomie transverse	4	12
	Laparotomie bi-sous-costale	1	3
	Thoracophrénolaparotomie	3	9
	Abord endovasculaire	**5**	**15**

Tableau 15 – Voies d'abord

Nous remarquons dans le **Tableau 15** que l'abord abdominal a dans la majeure partie des cas (61%) été réalisé par laparotomie médiane.

			N = 28	%
Type de clampage				
	Cœliaque		**17**	**60**
		Total	14	
		Latéral	3	
	Sous-rénal		**9**	**32**
	Thoracique		1	4
	Iliaque		1	4

Tableau 16 – Types de clampages.

Nous avons dans 60% des cas clampé l'aorte cœliaque, puis dans 32 % des cas l'aorte sous-rénale.

Dans le **Tableau 17,** nous retraçons les principales durées opératoires et les pertes sanguines : le temps de clampage cœliaque total a été de 25 +/- 7 minutes.

	N = 29	N = 14
Temps opératoire (min.)	208	
Temps de clampage cœliaque total (min)		25
Perte sanguine (ml)	410	

Tableau 17 - Temps opératoires, pertes sanguines.

Le temps opératoire, chez les patients ayant bénéficié d'un traitement chirurgical était de 208 +/- 42 minutes, avec des pertes sanguines de 410 +/- 192 ml.

Nous avons revascularisé **1,6 +/- 0,5 axes** sur toute la série.

9.2.3 – Résultats périopératoires

Les résultats post-opératoires sont résumés dans **le Tableau 19.**

Dans notre série, nous avons déploré 2 décès **(mortalité 5,9%)**, survenu dans le groupe chirurgie (6,9 %) **(Tableau 18).**

Un patient a présenté une récidive symptomatique, il avait bénéficié d'une intervention lourde (thromboendartériectomie). Il est décédé à J2 d'un infarctus mésentérique.

Il s'agit de la seule récidive de la série, soit respectivement un taux de 97 %, 100% et 96,5 % d'indemnité de symptômes pour toute la série, le groupe endovasculaire et le groupe chirurgie.

L'autre patiente, au lourd terrain cardio-vasculaire (AVC, IDM en 1985, AOMI IV), a présenté une pneumopathie et un infarctus du myocarde massif.

	N=34	%
Décès précoces (<30 jours)	**2**	**5,8**
Causes de Décès		
Infarctus intestinal	1	2,9
Cardiaques	1	2,9
Autres	0	0

Tableau 18 – *Mortalité post-opératoire*

En post-opératoire, la sonde naso-gastrique a été enlevée à 3 jours +/- 2.

La durée moyenne d'hospitalisation était de **13 jours +/- 6 jours** pour la série totale, les patients ont été hospitalisés de 4 à 24 jours, les patients du groupe endovasculaire sont restés hospitalisés 7 jours +/- 3 jours (4 à 10 jours) et les patients du groupe chirurgie 14 jours +/- 6 jours (7 à 24 jours). La différence est significativement différente à p = 0,0097 pour un intervalle de confiance de 95% d'après le t-test **(Figure 9.2).**

193

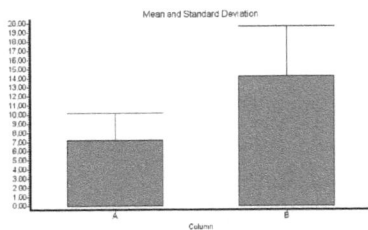

Figure 9.2 – *Différence de durée d'hospitalisation du groupe endovasculaire (A) et chirurgie (B).*

	N = 34	N = 5	N = 29
Durée d'Hospitalisation (jours)	13	7	14
Ablation SNG (jours)			3
Mortalité (%)	5,9	0	6,9
Morbidité (%)	**17,6**	**20**	**17,2**
Complications mineures	5,9	0	6,9
Complications majeures (Réinterventions)	11,8	20	10,3
Indemnité de symptômes (%)	97	100	96,5

Tableau 19 – *Résultats post-opératoires*

La morbidité de notre série est de 17,6% (20% pour le traitement endoluminal et 17,2% pour le groupe chirurgie), ce qui correspond à 6 évènements.

Nous déplorons **2 complications mineures** (5,9%) et **4 complications majeures** (11,8%).

Les complications mineures sont toutes survenues dans le groupe chirurgie (6,9%), il s'agissait de 2 troubles de cicatrisation de la cicatrice de médiane.

Les complications majeures ont toutes entraîné une réintervention.

Dans le groupe endovasculaire est apparue une thrombose de l'artère humérale (20%), au niveau du point de ponction, une thrombectomie a été nécessaire pour traiter l'ischémie aiguë.

Les différences entre les deux groupes ne sont pas significatives avec un p = 0,55.

Dans le groupe chirurgie, nous avons été contraints de réopérer 3 malades (10,3%) pour reprise d'hémostase.

9.2.4 – Résultats postopératoires

Nous avons suivi nos malades en postopératoire durant **6 à 288 mois, soit un suivi moyen de 43,5 mois +/- 62 mois.** 7 malades ont été perdus de vue, mais ont été inclus dans le suivi en intention de traiter, et nous avons eu 2 décès postopératoires précoces.

Le taux de mortalité à long terme est de 8,8% (Tableau 20), soit 3 décès survenus lors du suivi. Tous ces évènements ne sont pas liés à la pathologie initiale, mais sont dus au terrain de ces malades. Un patient est décédé d'une néoplasie pulmonaire, les deux autres ont présenté une complication aiguë respiratoire (septicémie secondaire à une pneumopathie et insuffisance respiratoire aiguë).

	N = 34	%
Décès tardif	**3**	**8,8**
Causes de décès		
Infarctus intestinal	0	0
Cardiaques	0	0
AVC	0	0
Cancer	1	2,9
Autres	2	5,9

Tableau 20 – *Mortalité à long terme*

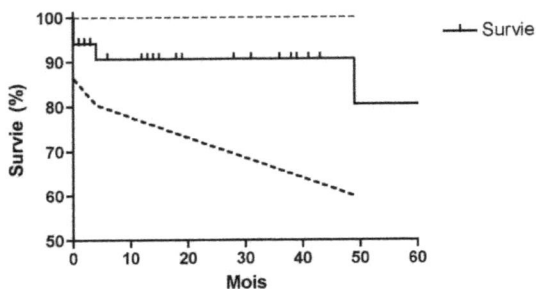

Figure 9.3 – *Taux de survie à long terme*

Le taux de survie des patients de la série est de **90% à 4 ans** et de **80% à 5 ans** **(Figure 9.3)**.

Lors du suivi, une resténose supérieure à 70% a été considérée comme une récidive qu'elle soit symptomatique ou non. 7 resténoses sont apparues dans la série (20,6%), 4 dans le groupe endovasculaire (11,8%) et 3 dans le groupe chirurgie (8,8%).

Le taux de resténose est de 10,3% dans le groupe chirurgie et 80% dans le groupe endovasculaire **(Tableau 21)**.

		N = 34	%
Recidives cliniques		6	17,6
Récidives paracliniques		7	**20,6**
Récidives aiguës		2	5,9
	Réinterventions	2	5,9
	Décès	0	0
Récidives chroniques		5	14,7
	Réinterventions	3	8,8
	Décès	0	0

Tableau 21 – *Récidives à long terme*

Le taux d'indemnité de resténose de la série est présenté dans la **Figure 9.4.** La **perméabilité à 5 ans est de 73%.**

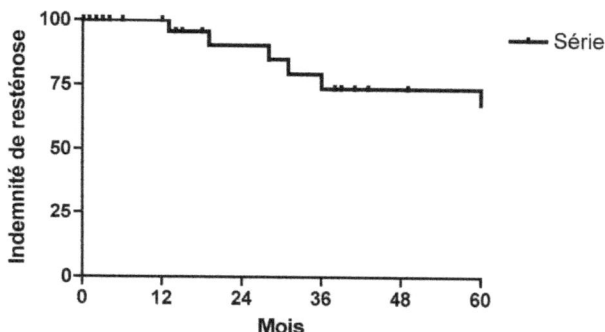

Figure 9.4 – *Perméabilité à long terme de la série.*

Il est à noter que dans le groupe chirurgie, 2 resténoses sont apparues de façon aiguë. Un patient a présenté une ischémie aiguë des membres inférieurs suite à une thrombose de son pontage aorto-bifémoral, le pontage prothéto-mésentérique s'était également thrombosé sans symptomatologie. En ce qui concerne le 2ᵉ malade, il s'agissait d'un patient toxicomane initialement perdu de vue qui s'est représenté avec une récidive symptomatique consécutive à la thrombose de son pontage aorto-mésentérique supérieur rétrograde.

La 3ᵉ resténose est apparue chez une jeune malade, atteinte d'une maladie de TAKAYASU, sur des critères cliniques et paracliniques.

Tous les malades du groupe chirurgie ont bénéficié d'une réintervention.

Le taux d'indemnité de resténose du groupe chirurgie est représenté par la courbe suivante **(Figure 9.5).**

Les taux de perméabilité à **1 ans, 4 ans et 5 ans** sont respectivement de **94%, 86,6% et 74%.**

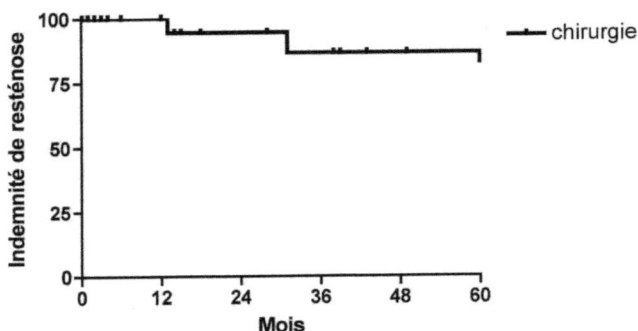

Figure 9.5 – *Taux d'indemnité de resténose à long terme dans le groupe chirurgie.*

Dans le groupe angioplastie, sur les 5 malades traités initialement, 4 ont présenté une resténose symptomatique. Le taux de perméabilité est présenté dans la courbe suivante **(Figure 9.6)**. Il est respectivement à **1 an et 3 ans de 80% et 40%.**

Seulement 2 malades ont bénéficié d'une réintervention : une angioplastie itérative et un pontage antérograde.

Le 3ᵉ malade a refusé la chirurgie dans l'immédiat et préfère une surveillance clinique et échographique. Le 4ᵉ malade a été perdu de vue.

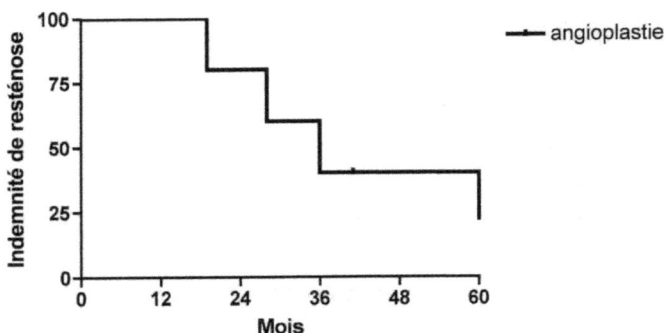

Figure 9.6 – *Indemnité de resténose dans le groupe endovasculaire.*

Les différences de perméabilité des deux sous-groupes de la série sont représentées dans la figure suivante **(Figure 9.7)**.

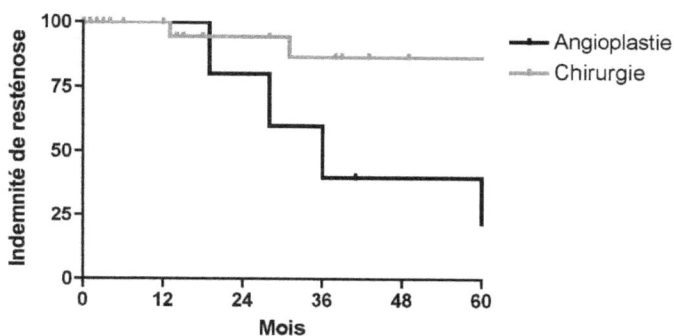

Figure 9.7 – *Taux de perméabilité à long terme des deux sous-groupes.*

Il existe une différence significative entre les deux sous-groupes avec un p = 0,0065, un Chi square de 10,08 d'après le Logrank Test.

9.3 – ANALYSE – DISCUSSION

9.3.1 – *Epidémiologie – Etiologie – Signes cliniques*

Il n'existe pas d'estimation précise de l'incidence de l'ischémie intestinale chronique[22]. Elle est évaluée à quelques cas sur 100 000 personnes. Son diagnostic est souvent retardé et menace le patient d'un infarctus souvent fatal.

Elle survient généralement vers la sixième décennie, dans notre série, la moyenne d'âge est de 63,3 ans.

L'athérosclérose est l'étiologie la plus fréquente, jusqu'à 95% dans certaines séries[143] ; nous retrouvons pour notre part une proportion de 79%. Elle reste la cause la

199

plus fréquente, suivie du syndrome du ligament arqué. Les étiologies plus rares sont les vascularites inflammatoires et l'artérite cannabique[144].

Les patients présentent des comorbidités liées à l'athérosclérose : ils ont une cardiopathie dans 38% des cas, des antécédents vasculaires pour un cas sur deux.

Les facteurs de risque cardio-vasculaires incluent un tabagisme dans 56% des cas, une HTA dans 53%. Contrairement à de nombreux articles de la littérature[22-24], nous ne retrouvons pas de prépondérance féminine (SR = 1,8).

Il est intéressant de noter la faible proportion de patients diabétiques (15%) ou dyslipidémiques (38%) dans la série, ce qui s'explique par la dénutrition consécutive à l'ischémie mésentérique.

Auteur	Année	N	Sexe F/M	Age moyen	Douleur (%)	Angor (%)	Perte de poids (%)	Diarrhée (%)	Nausées, vomissements (%)	Souffle abdominal (%)
Notre série	2006	34	12/22	63,3	91	82	91	12	6	71
Jimenez[145]	2002	47	33/12	62	98	85	100	64	NP	NP
Park[146]	2002	98	76/22	66	97	97	94	NP	NP	NP
Cho[147]	2002	48	29/19	64	100	100	60	29	46	NP
Mateo[121]	1999	85	60/25	62	92	92	87	44	NP	48
Wolf[148]	1999	10	3/7	47	70	70	70	NP	NP	NP
Moawad[149]	1997	24	19/5	58	75	75	58	29	33	21
McMillan[123]	1995	25	17/8	61	100	NP	84	40	25	NP
Johnston	1995	21	10/11	58	100	100	100	57	33	29
Calderon[122]	1992	20	17/3	58,6	100	80	65	40	5	40
Cunningham[102]	1991	74	61/13	61	100	84	80	NP	NP	69
Cormier[150]	1991	20	NP	NP	100	100	90	60	NP	NP
Geelkerken[59]	1991	14	10/4	42,9	100	79	75	NP	NP	86
Total		520			64	94	87	81	42	25	52

N = nombre de malades par série

Tableau 22 – *Caractéristiques cliniques de l'ischémie mésentérique chronique*

D'après le **Tableau 22**, nous remarquons que la douleur abdominale est le symptôme, le plus constant et le plus fréquent. Elle concerne 94% des malades contre 91% dans notre série, avec des extrêmes de 75 à 100%. L'absence de douleur ne se retrouve pratiquement jamais.

L'amaigrissement se retrouve chez 81% des malades des séries répertoriées contre 91% de nos patients.

Les autres symptômes sont plus rares, et sont également moins fréquemment retrouvés dans la littérature.

Un souffle abdominal a été retrouvé chez 52% des malades de la littérature, alors nous l'avons décelé chez 71% des nôtres.

9.3.2 – Siège des Lésions – Explorations préopératoires

Depuis 1980, l'innocuité et la disponibilité de l'écho-doppler en font un examen en constant progrès dans le diagnostic de l'ischémie mésentérique chronique[70, 151]. Elle vient en complément de l'artériographie qui reste le « gold standard ». Ces deux explorations diagnostiques sont les plus réalisées dans la série à respectivement 65 et 91%. Les autres examens (angio-TDM et angio-IRM) restent encore pratiqués de façon ponctuelle à 24 et 3%. Le TDM est en constante évolution, mais sa résolution spatiale ne concurrence pas encore l'artériographie. Ses progrès technologiques constants devraient lui permettre à l'avenir de prendre le dessus. De plus, le traitement endovasculaire se développe et maintient l'intérêt de l'artériographie qui peut être à la fois diagnostique et thérapeutique lors de la même procédure.

Les examens endoscopiques sont rarement réalisés (26 et 18% pour la gastroscopie et la coloscopie), ils le sont quand un autre diagnostic est initialement suspecté (pathologie ulcéreuse, néoplasie colique).

Le TC et l'AMS sont les deux axes préférentiellement touchés **(Tableau 23)**.

Auteur	Année	N	TC (%)	AMS (%)	AMI (%)	TC+AMS +AMI (%)	TC+ AMS (%)	TC+ AMI (%)	AMS +AMI (%)	TC seul (%)	AMS seule (%)	AMI seule (%)
Notre série	2006	34	88	82	29	24	53	3	3	9	6	0
Jimenez[145]	2002	47	98	96	81	77	17	2	2	2	0	0
Park[146]	2002	98	83	92	NP	NP	78	NP	NP	NP	NP	NP
Cho[147]	2002	48	77	81	69	56	21	NP	13	0	4	0
Mateo[121]	1999	85	84	100	69	58	26	0	12	0	5	0
Wolf[148]	1999	10	40	100	10	0	40	0	10	0	50	0
Moawad[149]	1997	24	87	100	39	30	35	0	0	9	26	0
McMillan[123]	1995	25	NP	NP	NP	NP	NP	NP	NP	NP	NP	NP
Johnston[124]	1995	21	90	100	90	NP	NP	NP	NP	NP	NP	NP
Calderon[122]	1992	20	75	75	50	25	25	15	10	10	15	0
Cunningham[102]	1991	74	99	100	64	64	35	0	0	0	1	0
Cormier[150]	1991	20	95	100	85	85	10	0	0	0	5	0
Geelkerken[59]	1991	14	93	79	79	50	21	21	7	0	0	NP
Total		520	84	92	60	47	33	5	6	3	11	0

Tableau 23 – *Lésions des artères digestives chez les malades de la littérature*

9.3.3 – Evolution naturelle – Lésions asymptomatiques

Jusqu'au travail de THOMAS[33] en 1998, l'évolution naturelle du syndrome d'ischémie mésentérique était peu connue.

Dans cette étude, tous les patients qui ont développé un angor mésentérique avaient une lésion des trois troncs. 86% des patients ayant une lésion des trois troncs ont développé une symptomatologie abdominale, une ischémie mésentérique ou sont décédés à 6 ans. Il apparaît important de revasculariser ces patients asymptomatiques soit préventivement soit lors d'une chirurgie aortique associée.

KIEFFER[152], préconise la revascularisation systématique des lésions digestives asymptomatiques lors de la chirurgie aortique. Sur 92 malades revascularisés, il n'y a pas eu de décès post-opératoire et le taux d'indemnité digestive est de 96% à 5 ans et

91% à 10 ans. Le geste sur les artères digestives modifie très peu la morbidité de la chirurgie aortique.

Il est admis que 20 à 50% des infarctus intestinaux surviennent par thrombose de lésions artérielles préexistantes[153]. De même, on note rétrospectivement la présence d'une symptomatologie d'angor mésentérique chez plus de 50% des malades décédés d'infarctus intestinal[66].

Il faut donc considérer l'ischémie mésentérique chronique symptomatique comme le signe avant-coureur d'un événement potentiellement mortel.

Les recommandations sont de grade C :

- il faut surveiller très régulièrement les patients porteurs d'une sténose asymptomatique isolée et les revasculariser en cas d'aggravation

- en cas de chirurgie aortique, une revascularisation des artères digestives est souhaitable pour prévenir une ischémie digestive post-opératoire.

9.3.4 – Traitement Chirurgical

La mortalité précoce des revascularisations intestinales reste à l'heure actuelle plus élevée que celle observée dans les revascularisations d'autres territoires vasculaires. L'infarctus intestinal est responsable de 40 % des décès post-opératoires **(Tableau 24)**. Elle est aussi le reflet d'une atteinte sévère et diffuse de la maladie athéromateuse, avec des lésions associées coronariennes et aortiques qui augmentent la morbi-mortalité précoce.

Auteur	Année	N	Revasc.	PA	PR	ETA	R	Divers	Décès		Causes DC		
									N	%	IA	Cœur	Divers
Notre série	2006	29	29	12	9	2	5	1	2	6,9	1	1	
Jimenez[145]	2002	47	47	47	0	0	0	0	5	11	1	0	4
Park[146]	2002	98	98	77	14	5	1	1	5	5	1	3	1
Cho[147]	2002	48	48	NP	NP	14	NP	16	0				
Mateo[121]	1999	85	85	24	34	19	0	8	7	8,2	3	2	2
Wolf[148]	1999	10	10	8	2	0	0	0	0	0			
Moawad[149]	1997	24	24	17	7	0	0	0	1	4,2	1		
McMillan[123]	1995	25	38	16	22	0	0	0	3	12	2		1
Johnston[124]	1995	21	21	5	16	0	0	0	0	0			
Calderon[122]	1992	20	20	4	14	0	2	0	2	10	2		
Cunningham[102]	1991	74	74	26	0	48	0	0	9	12,2	2	1	6
Geelkerken[59]	1991	14	NP	NP	NP	NP	NP	NP	1	7,1	1		
Total		495	508	236	118	88	8	26	35	7	14	7	14

Revasc. = Revascularisation ; **PA** = Pontage Antérograde ; **PR** = Pontage Rétrograde ; **ETA** = Endartériectomie Trans Aortique
R = Réimplantation ; **DC** = Décès

Tableau 24 –*Séries chirurgicales, type d'intervention et mortalité précoce*

La mortalité tardive illustre également la gravité de ces malades **(Tableau 25)**. Les décès tardifs sont d'origine cardio-vasculaire ou néoplasique, comprenant surtout les cancers liés au tabagisme.

L'espérance de vie de ces malades par rapport à un échantillon de population témoin de même âge et de même sexe révèle une mortalité trois fois supérieure[154].

Auteur	Année	N	Survie (%)	DC tardifs			Causes de DC			
			5 ans	N	%	IA	Cœur	AVC	Cancer	Autres
Notre série	**2006**	**29**	**80**	**3**	**8,8**				**1**	**2**
Jimenez[145]	2002	47	80	0			0			
Park[146]	2002	98	63	31	30	2	11	3	3	12
Cho[147]	2002	48	77	NP						
Mateo[121]	1999	85	NP	34	40	7	8	3	8	8
Wolf[148]	1999	10	NP	1	10		1			
Moawad[149]	1997	24	NP	4	16,7	1	2			1
McMillan[123]	1995	25	75	NP				NP		
Johnston[124]	1995	21	NP	6	28,6	2	3			1
Calderon[122]	1992	20	NP	NP				NP		
Cunningham[102]	1991	74	NP	9	12,2	3	1		3	2
Geelkerken[59]	1991	14	93	2	14,3				2	
Total		**495**	**78**	**90**	**17,9**	**15**	**26**	**6**	**17**	**26**

Tableau 25 – *Mortalité tardive*

Les récidives précoces sont en rapport avec des anomalies anastomotiques, alors que les récidives tardives **(Tableau 26)** sont à mettre sur le compte d'une progression de l'athérome. Dans notre série, deux récidives sont survenues dans un contexte de vascularite (TAKAYASU et cannabique).

Pour tenter de diminuer le taux de récidive, les revascularisations doivent être aussi complète que possible. Il n'existe aucun consensus sur le nombre de vaisseaux qu'il est nécessaire de revasculariser, mais il faut prioritairement revasculariser l'AMS.

Bien que la revascularisation d'une seule artère soit efficace[155], une revascularisation unique peut être l'objet d'une dégradation secondaire, faisant risquer au malade une récidive, éventuellement sur un mode aiguë. Les revascularisations multiples permettent de mieux prévenir la récidive, et probablement d'en diminuer la gravité[156].

Cependant, il n'est pas toujours possible de réaliser une revascularisation complète. Dans certaines séries[121], les revascularisatons complètes ont été associées à une augmentation de la morbi-mortalité post-opératoire. Pour notre part, le nombre moyen de revascularisation à été de 1,6 contre 1,7 dans les différentes séries. L'attitude est donc à adapter selon le terrain et les lésions anatomiques.

Auteur	Année	N	Suivi	Suivi clinique		Suivi anatomique
			Moyenne (mois)	Récidives	DC/IA	Resténoses
Notre série	2006	29	43	3	0	2
Jimenez[145]	2002	47	31	3	0	1
Park[146]	2002	98	24	6	2	2
Cho[147]	2002	48	60	8	0	0
Mateo[121]	1999	85	NP	16	7	5
Wolf[148]	1999	10	28	0	0	
Moawad[149]	1997	24	29	2	1	0
McMillan[123]	1995	25	35	0	0	3
Johnston[124]	1995	21	NP	3	2	NP
Calderon[122]	1992	20	36	0	0	0
Cunningham[102]	1991	74	71	9	3	2
Geelkerken[59]	1991	14	141	0	0	2
Total		495	50	50	15	17

Tableau 26 – *Suivi à long terme*

Le matériel veineux est moins utilisé pour la réalisation de pontages en raison de la survenue plus fréquente d'occlusions précoces et tardives[121, 150]. Le greffon saphène doit être réservé à la chirurgie en milieu septique.

Le choix entre pontage antérograde ou rétrograde reste un sujet de discussion. À ce jour, aucune étude comparative des deux modalités n'a été réalisée. Cependant, le degré d'atteinte de l'axe donneur semble être un facteur pronostique à long terme. Les pontages antérogrades sont implantés sur l'aorte cœliaque, il s'agit d'un segment souvent épargné par le processus athéromateux. Pour les pontages rétrogrades associés à une revascularisation aortique, les résultats tardifs sont très bons[150, 157]. Les pontages antérogrades ont des trajets plus courts et rectilignes, évitant des problèmes de coudure et de positionnement. Ils rétablissent une hémodynamique satisfaisante.

L'endartériectomie trans-aortique est peu utilisée. Elle a pour avantages d'être autogène, de revasculariser de façon antérograde plusieurs axes. Elle s'applique particulièrement aux lésions ostiales. Sa réalisation nécessite cependant une voie d'abord large thoraco-abdominale, associée à une plus grande morbi-mortalité[102]. Les résultats à long terme de cette technique sont bons, avec un taux de récidive tardive

206

inférieur à 10%, comparables aux revascularisations antérogrades. En présence de lésions proximales associées à des lésions aortiques et rénales, chez des malades à fort risque chirurgical, cette technique semble la plus adaptée.

La réimplantation de l'AMS est peu utilisée, elle s'adresse aux lésions proximales de l'AMS. Pour certaines équipes, elle est la modalité principale de revascularisation et présente de bon résultats à long terme, avec une perméabilité à 9 ans de 88,6%[158].

La surveillance morphologique des malades opérés est l'élément principal pour tenter de diminuer la fréquence des récidives cliniques et leur gravité[70].

9.3.5 – Traitement Endovasculaire

Plusieurs séries proposent l'angioplastie transluminale comme alternative au traitement chirurgical des lésions occlusives des artères digestives (Tableau 27).

Cette technique est séduisante, mais ses résultats à moyen et long terme sont mal connus et sa place dans l'arsenal thérapeutique reste à définir.

La mortalité péri-opératoire est faible, dans notre série, elle est nulle. La durée d'hospitalisation est significativement plus courte.

Mais il existe un taux d'échec technique initial important de la procédure, lié à l'impossibilité de franchissement des lésions et à la persistance de sténoses résiduelles significatives.

Par ailleurs, les séries ne concernent que le traitement des sténoses, la recanalisation ne fait l'objet que de séries préliminaires[159].

En cas de succès technique, on observe une bonne efficacité clinique sur la symptomatologie dans plus de 90% des cas.

Auteur	Année	N	Succès technique (%)	Mortalité post-opératoire (%)	Durée hospitalisation (jours)	Récidive (%)
Notre série	2006	5	100	0	7	80
		29	100	6,9	14	10,3
Silva[160]	2006	59	96	2	NP	17
Sivamurthy[161]	2006	21	95	21	1	15
		43	100	15	23	16
Brown[162]	2005	14	93	0	2	57
Van Wanroij[163]	2004	27	NP	0	NP	33
Sharafuddin[164]	2003	25	96	4	NP	16
Bowser[165]	2002	18	88	11	NP	46
		22	100	9		19
Matsumoto[166]	2002	33	88	0	NP	16
Kasirajan[167]	2001	28	93	11	5	27
		85	98	8	13	24
Sheeran[168]	1999	13	92	NP	NP	NP
Maspes[137]	1998	23	90	0	NP	12
Allen[169]	1996	19	95	5	NP	16
Rose[170]	1995	8	80	13	NP	33
		9	100	11		22
Total		293	92	5,6	4	31

Le total ne comprend que les interventions endovasculaire

En grisé, ce sont des séries comparatives avec le bras endovasculaire sur la ligne supérieure

Tableau 27 – *Résultats post-opératoire du traitement endovasculaire*

Les résultats à distance sont moins bons **(Tableau 28)**, dans notre série, ils sont très mauvais, avec des récidives symptomatiques nécessitant de recourir à des angioplasties itératives. Dans notre expérience, le faible nombre de sujets doit tout de même faire tempérer les résultats. Il apparaît que le ligament arqué est une contre-indication à cette technique opératoire[171].

Auteur	Année	N	Suivi moyen (mois)	Indemnité clinique (%)	Perméabilité (%)
Notre série	2006	5	43	20	40
		29		89	80
Silva[160]	2006	59	38	83	71
Sivamurthy[161]	2006	21	60	27	80
		43		68	83
Brown[162]	2005	14	13	50	43
Van Wanroij[163]	2004	27	19	67	67
Sharafuddin[164]	2003	25	14	88	92
Bowser[165]	2002	18	NP	60	54
		22		85	81
Matsumoto[166]	2002	33	38	84	NP
Kasirajan[167]	2001	28	36	66	73
		85			76
Sheeran[168]	1999	13	18	83*	NP
Maspes[137]	1998	23	27	75	88
Allen[169]	1996	19	39	79	NP
Rose[170]	1995	8	10,6	75	67
		9		85	78
Total		293	30	63	68

* assisté

Tableau 28 – *Suivi à moyen et long terme du traitement endovasculaire*

Plusieurs études ont comparé de façon rétrospective le traitement chirurgical et endovasculaire[165, 167, 170]. L'angioplastie donne des résultats précoces satisfaisants sur le plan clinique avec une morbi-mortalité faible.

La perméabilité à long terme est encore peu connue, l'utilisation d'endoprothèses semble l'améliorer[172].

Il en résulte que l'ATL peut représenter une méthode de revascularisation acceptable chez les malades fragiles, à risque chirurgical, moyennant une fréquence plus importante de récidives[169].

9.3.6 – PERSPECTIVES

9.3.7.1 – Développement endovasculaire

La revue de la littérature sur le traitement endoluminal montre de bons résultats à court terme, mais la perméabilité à long terme reste peu connue. L'indication précise de ce traitement passe par des études plus approfondies. Elle doit être confrontée au traitement chirurgical, à travers des études comparatives prospectives. Il est difficile, en raison de la faible incidence de l'ischémie mésentérique, de réaliser de grandes séries. Mais c'est à ce prix que l'endovasculaire pourra éventuellement démontrer son bénéfice à long terme.

De plus, l'évolution des techniques, l'utilisation plus fréquente d'endoprothèses devrait lui permettre d'augmenter le taux de succès technique immédiat.

Pour l'instant, il faut se garder de tout optimisme, éviter la pression des industries et garder cette indication chirurgicale pour le traitement des malades à haut risque chirurgical ayant une espérance de vie limitée.

9.3.7.2 – Développement laparoscopie

La laparoscopie dans la chirurgie de l'ischémie mésentérique chronique est pour l'instant embryonnaire. Elle est au stade de la faisabilité. Elle permettrait de combiner les bons résultats des revascularisations classiques avec une voie d'abord moins agressive. Son avenir passe par l'apprentissage par le plus grand nombre des techniques laparoscopiques.

10 – CONCLUSION

La revascularisation des artères digestives connaît, comme toute la chirurgie vasculaire, de profonds changements. Il existe en effet un engouement réel pour toutes formes de techniques chirurgicales peu invasives.

La chirurgie conventionnelle reste le traitement de choix, elle présente de très bon taux de perméabilités à long terme et permet un traitement presque définitif.

L'avenir de l'angioplastie transluminale dépendra de l'évolution du matériel, de son apprentissage. Sa place aux côtés de la chirurgie « classique » doit être déterminée par des études randomisées à long terme. Elle ne doit pour l'instant être indiquée que chez les patients à haut risque chirurgical ou présentant une contre-indication opératoire.

La chirurgie laparoscopique présente l'avantage séduisant de combiner un abord aortique étendu avec un champ opératoire large sans traumatisme pariétal. Elle permet de réaliser de nombreuses reconstructions artérielles. Mais, sa réalisation reste difficile, car elle nécessite un long apprentissage et demeure l'affaire d'opérateurs entraînés. Les revascularisations digestives ne sont pas conseillées aux « novices », il est préférable de s'initier dans un premier temps en réalisant des lésions occlusives aorto-iliaques.

11 – REFERENCES - BIBLIOGRAPHIE

1.   Boley SJ, Brandt LJ, Sammartano RJ. History of mesenteric ischemia. The evolution of a diagnosis and management. Surg Clin North Am 1997;77(2):275-88.

2.   Councilman WT. Three cases of occlusion of the superior mesenteric artery. Boston Medical and Surgical Journal 1894;130:410.

3.   Cunningham CG, Reilly LM, Stoney R. Chronic visceral ischemia. Surg Clin North Am 1992;72(1):231-44.

4.   Murray SP, Stoney RJ. Chronic visceral ischemia. Cardiovasc Surg 1994;2(2):176-9.

5.   Klein E. Embolism and thrombosis of the superior mesenteric artery. Surg Gynecol Obstet 1921;33:385-404.

6.   Dunphy JE. Abdominal Pain of Vascular Origin. Am J Med Sci 1936;192:109.

7.   Murray GDW. Heparin in thrombosis and embolism. Br J Surg 1940;27:567-98.

8.   Klass AA. Embolectomy in acute mesenteric occlusion. Ann Surg 1951;134:913-7.

9.   Mikkelsen WP. Intestinal angina : its surgical significance. Am J Surg 1957;94:262-7.

10.   Shaw RS, Maynard EP. Acute and chronic thrombosis of mesenteric arteries associated with malabsorption : report of two cases successfully treated by thromboendarterectomy. N Engl J Med 1958;258:874-8.

11.   Morris GC, Crawford ES, Cooley DA. Revascularization of the coeliac and mesenteric artery. Arch Surg 1962;84:113-25.

12.   Stoney RJ, Wylie EJ. Recognition and surgical management of visceral ischemic syndromes. Ann Surg 1966;164:714.

13.   Furrer J, Gruntzig A, Kugelmeier J. Treatment of abdominal angina with percutaneous transluminal angioplasty using a balloon catheter. Cardiovasc Intervent Radiol 1980;3:43-4.

14.   Novelline RA. Percutaneous transluminal angioplasty : newer applications. A J R 1980;135:983-8.

15.   Couinaud C. Anatomie de l'Abdomen (tome I). 1963.

16.   Lundgren O. The regulation and distribution of intestinal blood flow. Vascular Disease of the Gut : Pathophysiology, Recognition and Management 1986:16-29.

17.   Poole JW, Sammartano RJ, Boley SJ. Hemodynamic basis of the pain of chronic mesenteric ischemia. Am J Surg 1987;153(2):171-6.

18.   Gomez-Rubio M, Opio V, Acin F, Guilleuma J, Moyano E, Garcia J. Chronic mesenteric ischemia: a cause of refractory duodenal ulcer. Am J Med 1995;98(3):308-10.

19.   Van Damme H, Jacquet N, Belaiche J, Creemers E, Limet R. Chronic ischaemic gastritis: an unusual form of splanchnic vascular insufficiency. J Cardiovasc Surg (Torino) 1992;33(4):451-3.

20.   Fiddian-Green RG, Stanley JC, Nostrant T, Phillips D. Chronic gastric ischemia. A cause of abdominal pain or bleeding identified from the presence of gastric mucosal acidosis. J Cardiovasc Surg (Torino) 1989;30(5):852-9.

21.   Bech FR. Celiac artery compression syndromes. Surg Clin North Am 1997;77(2):409-24.

22.   Moawad J, Gewertz BL. Chronic mesenteric ischemia. Clinical presentation and diagnosis. Surg Clin North Am 1997;77(2):357-69.

23.   Cappell MS. Intestinal (mesenteric) vasculopathy. II. Ischemic colitis and chronic mesenteric ischemia. Gastroenterol Clin North Am 1998;27(4):827-60, vi.

24.   Moneta GL, Lee RW. Diagnosis of Intestinal Ischemia. Vascular Surgery (4th ed) 1995(Rutherford RB):1267-78.

25.   Rheudasil JM, Stewart MT, Schellack JV, Smith RB, 3rd, Salam AA, Perdue GD. Surgical treatment of chronic mesenteric arterial insufficiency. J Vasc Surg 1988;8(4):495-500.

26.   Vasseur MA, Chiche L, Kieffer E. Lésions anatomiques des artères digestives. Actualités de chirurgie vasculaire : chirurgie des artères digestives 1999(AERCV):23-42.

27.   Croft RJ, Menon GP, Marston A. Does 'intestinal angina' exist? A critical study of obstructed visceral arteries. Br J Surg 1981;68(5):316-8.

28.   Valentine RJ, Martin JD, Myers SI, Rossi MB, Clagett GP. Asymptomatic celiac and superior mesenteric artery stenoses are more prevalent among patients with unsuspected renal artery stenoses. J Vasc Surg 1991;14(2):195-9.

29.   Roobottom CA, Dubbins PA. Significant disease of the celiac and superior mesenteric arteries in asymptomatic patients: predictive value of Doppler sonography. AJR Am J Roentgenol 1993;161(5):985-8.

30.   Jarvinen O, Laurikka J, Sisto T, Salenius JP, Tarkka MR. Atherosclerosis of the visceral arteries. Vasa 1995;24(1):9-14.

31.   Kieny R, Charpentier A, Petit H. Occlusion aorto-iliaques chroniques et lésions associées des artères digestives. Les Lésions Occlusives Aorto-iliaques 1991(AERCV):357-79.

32.   Qvarfordt PG, Reilly LM, Sedwitz MM, Ehrenfeld WK, Stoney RJ. "Coral reef" atherosclerosis of the suprarenal aorta: a unique clinical entity. J Vasc Surg 1984;1(6):903-9.

33.   Thomas JH, Blake K, Pierce GE, Hermreck AS, Seigel E. The clinical course of asymptomatic mesenteric arterial stenosis. J Vasc Surg 1998;27(5):840-4.

34.   Krupski WC, Selzman CH, Whitehill TA. Unusual causes of mesenteric ischemia. Surg Clin North Am 1997;77(2):471-502.

35.   Debray C, Leymarios J. [Non-atheromatous stenosis of the digestive arterial trunks]. Sem Hop 1968;44(41):2455-61.

36.   Harjola PT. A Rare Obstruction of the Coeliac Artery. Report of a Case. Ann Chir Gynaecol Fenn 1963;52:547-50.

37.   Boudjema K, Mounet F, Petit H. Compression du tronc coeliaque par le ligament arqué du diaphragme. Maladies Artérielles non Athéroscléreuses de l'Adulte 1994(AERCV):125-33.

38.   Reuter SR. Accentuation of celiac compression by the median arcuate ligament of the diaphragm during deep expiration. Radiology 1971;98(3):561-4.

39.   Dunbar JD, Molnar W, Beman FF, Marable SA. Compression of the celiac trunk and abdominal angina. Am J Roentgenol Radium Ther Nucl Med 1965;95(3):731-44.

40.   Krupski WC, Effeney DJ, Ehrenfeld WK. Spontaneous dissection of the superior mesenteric artery. J Vasc Surg 1985;2(5):731-4.

41.   Bauersfeld. Dissecting arteries of the aorta : a presentation of fifteen case and a review of the recent litterature. Ann Intern Med 1947;26:873-9.

42.   Solis MM, Ranval TJ, McFarland DR, Eidt JF. Surgical treatment of superior mesenteric artery dissecting aneurysm and simultaneous celiac artery compression. Ann Vasc Surg 1993;7(5):457-62.

43.   Vignati PV, Welch JP, Ellison L, Cohen JL. Acute mesenteric ischemia caused by isolated superior mesenteric artery dissection. J Vasc Surg 1992;16(1):109-12.

44.   Chaillou P, Moussu P, Noel SF, et al. Spontaneous dissection of the celiac artery. Ann Vasc Surg 1997;11(4):413-5.

45.   Salyer WR, Salyer DC. The vascular lesions of neurofibromatosis. Angiology 1974;25(8):510-9.

46.   Myers SI, Clagett GP, Valentine RJ, Hansen ME, Anand A, Chervu A. Chronic intestinal ischemia caused by intravenous cocaine use: report of two cases and review of the literature. J Vasc Surg 1996;23(4):724-9.

47.   Robbs JV, Abdool-Carrim AT, Kadwa AM. Arterial reconstruction for non-specific arteritis (Takayasu's disease): medium to long term results. Eur J Vasc Surg 1994;8(4):401-7.

48.   Konar NR, Roy Chaudhury DC, Basu AK. A case of coarctation of aorta at an unusual site. Am Heart J 1955;49(2):275-80.

49.   Shapiro MJ. Coarctation of the abdominal aorta. Am J Cardiol 1959;4:547-50.

50.   Milloy F, Fell EH. Elongate coarctation of the aorta. AMA Arch Surg 1959;78(5):759-65.

51.   Sharma S, Rajani M, Talwar KK. Angiographic morphology in nonspecific aortoarteritis (Takayasu's arteritis): a study of 126 patients from north India. Cardiovasc Intervent Radiol 1992;15(3):160-5.

52.   Kerr G. Takayasu's arteritis. Curr Opin Rheumatol 1994;6(1):32-8.

53.   Lagneau P, Michel JB, Vuong PN. Splanchnic arteries and Takayasu's disease. Visceral Vascular Surgery 1987:175-209.

54.   Wechsler B, Le Thi H. Maladie de Behçet. Maladies Artérielles non Athéroscléreuses de l'Adulte 1987(AERCV):323-34.

55.   Chubachi A, Saitoh K, Imai H, et al. Case report: intestinal infarction after an aneurysmal occlusion of superior mesenteric artery in a patient with Behcet's disease. Am J Med Sci 1993;306(6):376-8.

56.   Wolf EA, Summer DS, Strandness DE, Jr. Disease of the mesenteric circulation in patients with thromboangitis obliterans. Vasc Surg 1972;6:218-23.

214

57.   Ito M, Nihei Z, Ichikawa W, Mishima Y. Intestinal ischemia resulting from Buerger's disease: report of a case. Surg Today 1993;23(11):988-92.

58.   Kempczinski RF, Clark SM, Blebea J, Koelliker DD, Fenoglio-Preiser C. Intestinal ischemia secondary to thromboangiitis obliterans. Ann Vasc Surg 1993;7(4):354-8.

59.   Geelkerken RH, van Bockel JH, de Roos WK, Hermans J, Terpstra JL. Chronic mesenteric vascular syndrome. Results of reconstructive surgery. Arch Surg 1991;126(9):1101-6.

60.   McAfee MK, Cherry KJ, Jr., Naessens JM, et al. Influence of complete revascularization on chronic mesenteric ischemia. Am J Surg 1992;164(3):220-4.

61.   Hollier LH, Bernatz PE, Pairolero PC, Payne WS, Osmundson PJ. Surgical management of chronic intestinal ischemia: a reappraisal. Surgery 1981;90(6):940-6.

62.   Meacham PW, Dean RH. Chronic mesenteric ischemia in childhood and adolescence. J Vasc Surg 1985;2(6):878-85.

63.   Chiche L, Dahman M, Diamant M, Chigot JP, Kieffer E. Diagnostic de l'ischémie intestinale chronique. Actualités de chirurgie vasculaire : chirurgie des artères digestives 1999(AERCV):229-47.

64.   Marston A. Chronic Intestinal Ischemia. Vascular Disease of the Gut : Pathophysiology, Recognition and Management 1986:116-42.

65.   Kazmers A. Operative management of chronic mesenteric ischemia. Ann Vasc Surg 1998;12(3):299-308.

66.   Bech FR, Clark ET, Gewertz BL. Acute and Chronic Intestinal Ischemia. Vascular Surgery : Theory and Practice (1st ed) 1995(Stamford, Appleton and Lange):677-88.

67.   Franceschi C. Echographie doppler des artères digestives. Chirurgie des Artères Digestives 1999(AERCV):59-66.

68.   Nicoloff AD, Williamson WK, Moneta GL, Taylor LM, Porter JM. Duplex ultrasonography in evaluation of splanchnic artery stenosis. Surg Clin North Am 1997;77(2):339-55.

69.   Franceschi C, Franco G, Luizy F, Tanitte M. Précis d'Echotomographie Vasculaire. 1986(Paris-Vigot).

70.   Moneta GL, Lee RW, Yeager RA, Taylor LM, Jr., Porter JM. Mesenteric duplex scanning: a blinded prospective study. J Vasc Surg 1993;17(1):79-84; discussion 5-6.

71.   Moneta GL, Yeager RA, Dalman R, Antonovic R, Hall LD, Porter JM. Duplex ultrasound criteria for diagnosis of splanchnic artery stenosis or occlusion. J Vasc Surg 1991;14(4):511-8; discussion 8-20.

72.   Moneta GL. Diagnosis of Chronic Intestinal Ischemia. Semin Vasc Surg 1990;3:176-85.

73.   Bowersox JC, Zwolak RM, Walsh DB, et al. Duplex ultrasonography in the diagnosis of celiac and mesenteric artery occlusive disease. J Vasc Surg 1991;14(6):780-6; discussion 6-8.

74.   Zwolak RM, Fillinger MF, Walsh DB, et al. Mesenteric and celiac duplex scanning: a validation study. J Vasc Surg 1998;27(6):1078-87; discussion 88.

75.   Moneta GL, Cummings C, Caster J, Porter JM. Duplex ultrasound demonstration of post-prandial mesenteric hyperhemia in splanchnic circulation collateral vessels. J Vasc Technol 1991;15:37-9.

215

76. Lim HK, Lee WJ, Kim SH, et al. Splanchnic arterial stenosis or occlusion: diagnosis at Doppler US. Radiology 1999;211(2):405-10.

77. Gentile AT, Moneta GL, Lee RW, Masser PA, Taylor LM, Jr., Porter JM. Usefulness of fasting and postprandial duplex ultrasound examinations for predicting high-grade superior mesenteric artery stenosis. Am J Surg 1995;169(5):476-9.

78. Petit P, Barea D, Vidal V, Juhan V, Bartoli JM. Imagerie des Artères Digestives. Actualités de chirurgie vasculaire : chirurgie des artères digestives 1999(AERCV):43-58.

79. Shirkhoda A, Konez O, Shetty AN, Bis KG, Ellwood RA, Kirsch MJ. Mesenteric circulation: three-dimensional MR angiography with a gadolinium-enhanced multiecho gradient-echo technique. Radiology 1997;202(1):257-61.

80. Pradère B. Chirurgie de revascularisation dans les artériopathies chroniques oblitérantes des axes digestifs (à propos de 6 observations). Toulouse: Paul Sabatier; 1979.

81. Courbier R, Jausseran JM, Reggi M. [Riolan's arcade: hemodynamic importance--therapeutic deductions]. Schweiz Med Wochenschr 1976;106(11):363-7.

82. Hallett JW, Jr., James ME, Ahlquist DA, Larson MV, McAfee MK, Cherry KJ, Jr. Recent trends in the diagnosis and management of chronic intestinal ischemia. Ann Vasc Surg 1990;4(2):126-32.

83. Kolkman JJ, Groeneveld AB. Occlusive and non-occlusive gastrointestinal ischaemia: a clinical review with special emphasis on the diagnostic value of tonometry. Scand J Gastroenterol Suppl 1998;225:3-12.

84. Boley SJ, Brandt LJ, Veith FJ, Kosches D, Sales C. A new provocative test for chronic mesenteric ischemia. Am J Gastroenterol 1991;86(7):888-91.

85. Geelkerken RH, Schultze Kool LJ, Hermans J, Zarza MT, van Bockel JH. Chronic splanchnic ischaemia: is tonometry a useful test? Eur J Surg 1997;163(2):115-21.

86. Kurland B, Brandt LJ, Delany HM. Diagnostic tests for intestinal ischemia. Surg Clin North Am 1992;72(1):85-105.

87. Geelkerken RH, van Bockel JH. Mesenteric vascular disease: a review of diagnostic methods and therapies. Cardiovasc Surg 1995;3(3):247-60.

88. Coggia M, Goëau-Brissonnière O, Di Centa I, Gayet P. Voies d'Abord des Artères Digestives Actualités de chirurgie vasculaire : chirurgie des artères digestives 1999(AERCV):69-98.

89. Pokrovsky AV, Karimov SI, Yermolyuk RS, Thursunov BZ, Asamov RE. Thoracophrenolumbotomy as an approach of choice in reconstruction of the proximal abdominal aorta and visceral branches. J Vasc Surg 1991;13(6):892-6.

90. Di Marino V, Brunet C, Coppens R. Left subpancreatic transplexus exposure of the proximal abdominal aorta. Surg Radiol Anat 1996;18:167-72.

91. Rutherford RB. Exposures of the suprarenal aorta and alternative exposures of upper abdominal isceral arteries. Atlas of Vascular Exposures : Basic Techniques and Exposures 1993:186-221.

92. Bonnichon P, Rossat-Mignod JC, Corlieu P, Aaron C, Yandza T, Chapuis Y. Surgical approach to the superior mesenteric artery by the Kocher Maneuver: anatomy study and clinical applications. Ann Vasc Surg 1987;1(4):505-8.

93. Courbier R, Jausseran JM. [Technics of revascularization of the superior mesenteric artery. Critical study and results]. Chirurgie 1983;109(6):523-7.

94. Cormier JM, Uhl JF. [Revascularisation of the intestinal arteries from the suprarenal aorta (author's transl)]. Nouv Presse Med 1979;8(26):2195-7.

95. Jausseran JM, Ferdani M, Sbariglia JR, Reggi M. Artères Digestives. Voies d'Abord des Vaisseaux 1995(Branchereau):205-17.

96. Montete P, Bacourt F. [Transdiaphragmatic approach to the supraceliac aorta. Surgical anatomy and operative technic]. J Chir (Paris) 1986;123(12):723-8.

97. Cormier JM, Laurian C, Fichelle JM. [Supraceliac anterograde revascularization of the visceral arteries]. J Chir (Paris) 1983;120(12):673-9.

98. Reilly LM, Ramos TK, Murray SP, Cheng SW, Stoney RJ. Optimal exposure of the proximal abdominal aorta: a critical appraisal of transabdominal medial visceral rotation. J Vasc Surg 1994;19(3):375-89; discussion 89-90.

99. Borrelly J. Abord sus-mésocolique droit de l'artère mésentérique supérieure à son origine. J Chir 1973;105:167-70.

100. Mattox KL, McCollum WB, Jordan GL, Jr., Beall AC, Jr., DeBakey ME. Management of upper abdominal vascular trauma. Am J Surg 1974;128(6):823-8.

101. Mattox KL, McCollum WB, Beall AC, Jr., Jordan GL, Jr., Debakey ME. Management of penetrating injuries of the suprarenal aorta. J Trauma 1975;15(9):808-15.

102. Cunningham CG, Reilly LM, Rapp JH, Schneider PA, Stoney RJ. Chronic visceral ischemia. Three decades of progress. Ann Surg 1991;214(3):276-87; discussion 87-8.

103. Elkins R, DeMeester TR, Brawley RK. Surgical exposure of the upper abdominal aorta and its branches. Surgery 1971;70(4):622-7.

104. Murray SP, Kuestner LM, Stoney RJ. Transperitoneal medial visceral rotation. Ann Vasc Surg 1995;9(2):209-16.

105. Kieffer E. Chirugie des anévrismes de l'aorte thoraco-abdominale (I). Encycl Med chir, Techniques Chirurgicales-Chirurgie Vasculaire 1993:43-150.

106. Stoney RJ, Wylie EJ. Surgical management of arterial lesions of the thoracoabdominal aorta. Am J Surg 1973;126(2):157-64.

107. De Bakey ME, Creech O, Morris GC. Aneurysm of thoracoabdominal aorta involving the celiac, superior mesenteric, and renal arteries : report of four cases treated by resection and homograft replacement. Ann Surg 1956;144:549-73.

108. Kieffer E, Koskas F, Bahnini A, Plissonnier D, Brami P. Aorte thoracique descendante et thoracoabdominale. Voies d'Abord des Vaisseaux 1995(Branchereau   ):147-64.

109.   Stoney RJ, Ehrenfeld WK, Wylie EJ. Revascularization methods in chronic visceral ischemia caused by atherosclerosis. Ann Surg 1977;186(4):468-76.

110.   Sicard GA, Reilly JM. Left retroperitoneal approach to the aorta and its branches: Part I. Ann Vasc Surg 1994;8(2):212-9.

111.   Saifi J, Shah DM, Chang BB, Kaufman JL, Leather RP. Left retroperitoneal exposure for distal mesenteric artery repair. J Cardiovasc Surg (Torino) 1990;31(5):629-33.

112.   Darling C, 3rd, Shah DM, Chang BB, Paty PS, Leather RP. Current status of the use of retroperitoneal approach for reconstructions of the aorta and its branches. Ann Surg 1996;224(4):501-6; discussion 6-8.

113.   Ricotta JJ, Williams GM. Endarterectomy of the upper abdominal aorta and visceral arteries through an extraperitoneal approach. Ann Surg 1980;192(5):633-8.

114.   Shepard AD, Tollefson DF, Reddy DJ, et al. Left flank retroperitoneal exposure: a technical aid to complex aortic reconstruction. J Vasc Surg 1991;14(3):283-91.

115.   Reilly JM, Sicard GA. Right retroperitoneal approach to the aorta and its branches: Part II. Ann Vasc Surg 1994;8(3):318-23.

116.   Coggia M, Bourriez A, Javerliat I, Goeau-Brissonniere O. Totally laparoscopic aortobifemoral bypass: a new and simplified approach. Eur J Vasc Endovasc Surg 2002;24(3):274-5.

117.   Coggia M, Di Centa I, Javerliat I, Colacchio G, Goeau-Brissonniere O. Total laparoscopic aortic surgery: transperitoneal left retrorenal approach. Eur J Vasc Endovasc Surg 2004;28(6):619-22.

118.   Cau J, Ricco JB, Deelchand A, et al. Totally laparoscopic aortic repair: a new device for direct transperitoneal approach. J Vasc Surg 2005;41(5):902-6.

119.   Chang BB, Paty PS, Shah DM, Leather RP, Kaufman JL, McClellan WR. The right retroperitoneal approach for abdominal aortic surgery. Am J Surg 1989;158(2):156-8.

120.   Cambria RP, Brewster DC, Abbott WM, et al. Transperitoneal versus retroperitoneal approach for aortic reconstruction: a randomized prospective study. J Vasc Surg 1990;11(2):314-24; discussion 24-5.

121.   Mateo RB, O'Hara PJ, Hertzer NR, Mascha EJ, Beven EG, Krajewski LP. Elective surgical treatment of symptomatic chronic mesenteric occlusive disease: early results and late outcomes. J Vasc Surg 1999;29(5):821-31; discussion 32.

122.   Calderon M, Reul GJ, Gregoric ID, et al. Long-term results of the surgical management of symptomatic chronic intestinal ischemia. J Cardiovasc Surg (Torino) 1992;33(6):723-8.

123.   McMillan WD, McCarthy WJ, Bresticker MR, et al. Mesenteric artery bypass: objective patency determination. J Vasc Surg 1995;21(5):729-40; discussion 40-1.

124.   Johnston KW, Lindsay TF, Walker PM, Kalman PG. Mesenteric arterial bypass grafts: early and late results and suggested surgical approach for chronic and acute mesenteric ischemia. Surgery 1995;118(1):1-7.

125.   Kieny R, Batellier J, Kretz JG. Aortic reimplantation of the superior mesenteric artery for atherosclerotic lesions of the visceral arteries: sixty cases. Ann Vasc Surg 1990;4(2):122-5.

126.   Beebe HG, MacFarlane S, Raker EJ. Supraceliac aortomesenteric bypass for intestinal ischemia. J Vasc Surg 1987;5(5):749-54.

127.   Courbier R, Ferdani M, Jausseran JM, Bergeron P, Aboukhater R, Chbib A. [Digestive arterial bypass. Long-term clinical results]. J Chir (Paris) 1990;127(3):129-35.

128.   Kuestner LM, Murray SP, Stoney RJ. Transaortic renal and visceral endarterectomy. Ann Vasc Surg 1995;9(3):302-10.

129.   Pokrovsky AV, Kasantchjan PO. Surgical treatment of chronic occlusive disease of the enteric visceral branches of the abdominal aorta. Experience with 119 operations. Ann Surg 1980;191(1):51-6.

130.   Hansen KJ, Deitch JS. Transaortic mesenteric endarterectomy. Surg Clin North Am 1997;77(2):397-407.

131.   Rapp JH, Reilly LM, Qvarfordt PG, Goldstone J, Ehrenfeld WK, Stoney RJ. Durability of endarterectomy and antegrade grafts in the treatment of chronic visceral ischemia. J Vasc Surg 1986;3(5):799-806.

132.   Chuter TAM, Messina LM, Stoney RJ. Exposure of the mesenteric vessels. Intestinal Ischemia Disorders : Pathophysiology and Management 1999:155-66.

133.   Stanley JC. Chronic mesenteric ischemia. Intestinal Ischemia Disorders : Pathophysiology and Management 1999:189-205.

134.   Crawford ES, Morris GC, Jr., Myhre HO, Roehm JO, Jr. Celiac axis, superior mesenteric artery, and inferior mesenteric artery occlusion: surgical considerations. Surgery 1977;82(6):856-66.

135.   Svensson LG, Crawford ES, Hess KR, Coselli JS, Safi HJ. Thoracoabdominal aortic aneurysms associated with celiac, superior mesenteric, and renal artery occlusive disease: methods and analysis of results in 271 patients. J Vasc Surg 1992;16(3):378-89; discussion 89-90.

136.   Dotter CT, Judkins MP. Transluminal Treatment of Arteriosclerotic Obstruction. Description of a New Technic and a Preliminary Report of Its Application. Circulation 1964;30:654-70.

137.   Maspes F, Mazzetti di Pietralata G, Gandini R, et al. Percutaneous transluminal angioplasty in the treatment of chronic mesenteric ischemia: results and 3 years of follow-up in 23 patients. Abdom Imaging 1998;23(4):358-63.

138.   Ricco JB, Dubreuil F. Aorte Coeliaque. Voies d'Abord des Vaisseaux 1995:167-76.

139.   Dordoni L, Tshomba Y, Giacomelli M, Jannello AM, Chiesa R. Celiac artery compression syndrome: successful laparoscopic treatment-a case report. Vasc Endovascular Surg 2002;36(4):317-21.

140.   Watson WC, Sadikali F. Coeliac axis compression: experience with 20 patients and a critical appraisal of the syndrome. Ann Intern Med 1977;86:278-84.

141.   Thévenet A, Domergue J, Joyeux A. Traitement chirugical des sténoses du tronc c oeliaque par ligament arqué du diaphragme: résultats à long terme. Chirurgie 1985;111:851-6.

142.   Reilly LM, Ammar AD, Stoney RJ, Ehrenfeld WK. Late results following operative repair for celiac artery compression syndrome. J Vasc Surg 1985;2:79-91.

219

143.   Bradbury AW, Brittenden J, McBride K, Ruckley CV. Mesenteric ischaemia: a multidisciplinary approach. Br J Surg 1995;82(11):1446-59.

144.   Combemale P, Consort T, Denis-Thelis L, Estival JL, Dupin M, Kanitakis J. Cannabis arteritis. Br J Dermatol 2005;152(1):166-9.

145.   Jimenez JG, Huber TS, Ozaki CK, et al. Durability of antegrade synthetic aortomesenteric bypass for chronic mesenteric ischemia. J Vasc Surg 2002;35(6):1078-84.

146.   Park WM, Cherry KJ, Jr., Chua HK, et al. Current results of open revascularization for chronic mesenteric ischemia: a standard for comparison. J Vasc Surg 2002;35(5):853-9.

147.   Cho JS, Carr JA, Jacobsen G, Shepard AD, Nypaver TJ, Reddy DJ. Long-term outcome after mesenteric artery reconstruction: a 37-year experience. J Vasc Surg 2002;35(3):453-60.

148.   Wolf YG, Verstandig A, Sasson T, Eidelman L, Anner H, Berlatzky Y. Mesenteric bypass for chronic mesenteric ischaemia. Cardiovasc Surg 1998;6(1):34-41.

149.   Moawad J, McKinsey JF, Wyble CW, Bassiouny HS, Schwartz LB, Gewertz BL. Current results of surgical therapy for chronic mesenteric ischemia. Arch Surg 1997;132(6):613-8; discussion 8-9.

150.   Cormier JM, Fichelle JM, Vennin J, Laurian C, Gigou F. Atherosclerotic occlusive disease of the superior mesenteric artery: late results of reconstructive surgery. Ann Vasc Surg 1991;5(6):510-8.

151.   Perko MJ. Duplex ultrasound for assessment of superior mesenteric artery blood flow. Eur J Vasc Endovasc Surg 2001;21(2):106-17.

152.   Koskas F, Gomes G, Mercier F, Vasseur MA, Benhamou AC, Kieffer E. Chirurgie des lésions occlusives asymptomatiques des artères digestives. Chirurgie des Artères Digestives 1999:483-95.

153.   Stoney RJ, Cunningham CG. Acute mesenteric ischemia. Surgery 1993;114(3):489-90.

154.   Christensen MG, Lorentzen JE, Schroeder TV. Revascularisation of atherosclerotic mesenteric arteries: experience in 90 consecutive patients. Eur J Vasc Surg 1994;8(3):297-302.

155.   Foley MI, Moneta GL, Abou-Zamzam AM, Jr., et al. Revascularization of the superior mesenteric artery alone for treatment of intestinal ischemia. J Vasc Surg 2000;32(1):37-47.

156.   Shanley CJ, Ozaki CK, Zelenock GB. Bypass grafting for chronic mesenteric ischemia. Surg Clin North Am 1997;77(2):381-95.

157.   Gentile AT, Moneta GL, Taylor LM, Jr., Park TC, McConnell DB, Porter JM. Isolated bypass to the superior mesenteric artery for intestinal ischemia. Arch Surg 1994;129(9):926-31; discussion 31-2.

158.   Kretz JG, Chakle N, Beaufigeau M, Hassani O. Transposition de l'artère mésentérique supérieure. Chirurgie des Artères Digestives 1999:133-43.

159.   Resch T, Lindh M, Dias N, et al. Endovascular recanalisation in occlusive mesenteric ischemia--feasibility and early results. Eur J Vasc Endovasc Surg 2005;29(2):199-203.

160.   Silva JA, White CJ, Collins TJ, et al. Endovascular therapy for chronic mesenteric ischemia. J Am Coll Cardiol 2006;47(5):944-50.

161.   Sivamurthy N, Rhodes JM, Lee D, Waldman DL, Green RM, Davies MG. Endovascular versus open mesenteric revascularization: immediate benefits do not equate with short-term functional outcomes. J Am Coll Surg 2006;202(6):859-67.

162.   Brown DJ, Schermerhorn ML, Powell RJ, et al. Mesenteric stenting for chronic mesenteric ischemia. J Vasc Surg 2005;42(2):268-74.

163.   van Wanroij JL, van Petersen AS, Huisman AB, et al. Endovascular treatment of chronic splanchnic syndrome. Eur J Vasc Endovasc Surg 2004;28(2):193-200.

164.   Sharafuddin MJ, Olson CH, Sun S, Kresowik TF, Corson JD. Endovascular treatment of celiac and mesenteric arteries stenoses: applications and results. J Vasc Surg 2003;38(4):692-8.

165.   Bowser AN. Revascularization for chronic mesenteric ischemia: comparison of endovascular and open surgical intervention. University of South Florida 2002.

166.   Matsumoto AH, Angle JF, Spinosa DJ, et al. Percutaneous transluminal angioplasty and stenting in the treatment of chronic mesenteric ischemia: results and longterm followup. J Am Coll Surg 2002;194(1 Suppl):S22-31.

167.   Kasirajan K, O'Hara PJ, Gray BH, et al. Chronic mesenteric ischemia: open surgery versus percutaneous angioplasty and stenting. J Vasc Surg 2001;33(1):63-71.

168.   Sheeran SR, Murphy TP, Khwaja A, Sussman SK, Hallisey MJ. Stent placement for treatment of mesenteric artery stenoses or occlusions. J Vasc Interv Radiol 1999;10(7):861-7.

169.   Allen RC, Martin GH, Rees CR, et al. Mesenteric angioplasty in the treatment of chronic intestinal ischemia. J Vasc Surg 1996;24(3):415-21; discussion 21-3.

170.   Rose SC, Quigley TM, Raker EJ. Revascularization for chronic mesenteric ischemia: comparison of operative arterial bypass grafting and percutaneous transluminal angioplasty. J Vasc Interv Radiol 1995;6(3):339-49.

171.   Matsumoto AH, Tegtmeyer CJ, Fitzcharles EK, et al. Percutaneous transluminal angioplasty of visceral arterial stenoses: results and long-term clinical follow-up. J Vasc Interv Radiol 1995;6(2):165-74.

172.   Forauer AR, McLean GK. Primary stenting of the superior mesenteric artery for treatment of chronic mesenteric ischemia--a case report. Angiology 1999;50(1):63-7.

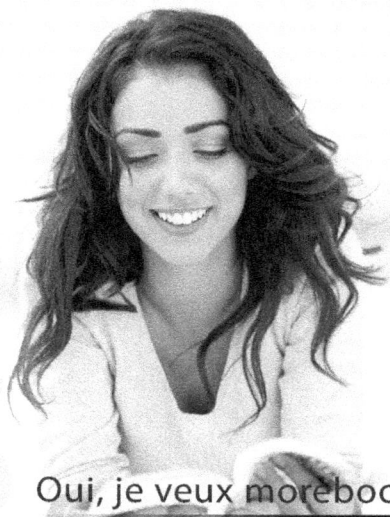